HEYNE <

Wenn ADHS süchtig macht: Warum diese Diagnose oft in die Sucht führt

Jeder zweite mit anhaltenden ADHS-Symptomen entwickelt im Laufe des Lebens eine Sucht. Umgekehrt gibt es unter Süchtigen viele Menschen mit einer undiagnostizierten ADHS. Gaby und Lisa Guzek erklären die neurobiologischen Zusammenhänge zwischen ADHS und Sucht und warum Menschen mit ADHS so leicht abhängig werden. Der Schlüssel liegt in den Hirnbotenstoffen, die aus der Balance sind, sowie einer etwas anderen Verdrahtung der einzelnen Hirnregionen. Was bedeutet: Die üblichen Suchtprogramme müssen bei Menschen mit ADHS scheitern. Die beiden Expertinnen für Suchterkrankungen und ADHS zeigen, wie erfolgreiche Therapien aussehen, wie Betroffene erst gar nicht süchtig werden und wie Eltern verhindern können, dass aus den Suchttendenzen ihrer mit ADHS diagnostizierten Kinder eine fatale Abhängigkeit wird.

Mit Extra-Ratgeberteil zu Kindern mit ADHS

Gaby Guzek, geboren 1967, ist seit mehr als 30 Jahren Fachjournalistin für Wissenschaft und Medizin. Jahrelang selbst von schwerer Alkoholsucht betroffen und mit den Therapiemöglichkeiten unzufrieden, begann sie, sich zusammen mit ihrem Mann, Dr. med. Bernd Guzek, intensiv mit dem Phänomen Sucht auseinanderzusetzen. Heute steht Gaby Guzek als Coach Alkoholsüchtigen zur Seite und hilft ihnen dabei, ihre Sucht nachhaltig zu besiegen. Sie lebt in Kärnten.

Lisa Guzek, geboren 1996, ist ausgebildete Schauspielerin, momentan studiert sie Psychologie an der Univerität Klagenfurt. Mit 26 Jahren wurde ihr ADHS diagnostiziert, sie hat sich intensiv mit diesem neurodiversen Phänomen beschäftigt und engagiert sich in der ADHS-Selbsthilfe.

www.heyne.de

GABY GUZEK LISA GUZEK

SUCHTRISIKO ADHS

WENN DAS GEHIRN NICHT ANDERS KANN

Warum Betroffene besonders suchtgefährdet sind und wie sie sich schützen können

HEYNE

Im folgenden Text haben wir uns meist für die Verwendung des grammatischen, generischen Maskulinums entschieden. Nichtsdestotrotz sind, soweit nicht eindeutig anders angegeben, in allen Personengruppen und Bezeichnungen weibliche, männliche, non-binäre und fluide Personen mit eingeschlossen.

1. Auflage 2026

in der Penguin Random House Verlagsgruppe GmbH,
Neumarkter Straße 28, D-81673 München
produktsicherheit@penguinrandomhouse.de
Redaktion: Evelyn Boos-Körner
Umschlaggestaltung: wilhelm typo grafisch gmbh
Illustrationen: Oliver Weiss Books & Illustration
Satz: Satzwerk Huber, Germering
Druck: GGP Media GmbH, Pößneck
Printed in Germany
ISBN 978-3-453-60736-1

www.heyne.de

Inhalt

Zwei Seiten derselben Münze

Wenn Sie dieses Buch in Händen halten, dann treibt Sie (mindestens) eine dieser Fragen um:

- Ich trinke/rauche/schlucke zu viel, komm davon nicht weg, alle Versuche sind gescheitert. Könnte ADHS dahinterstecken?
- Ich habe ADHS und trinke/rauche/schlucke zu viel. Wie schaffe ich es, endlich davon loszukommen?
- Ich habe ADHS und merke, ich bin suchtgefährdet. Wie kann ich mich schützen?
- Mein Kind hat ADHS. Ich habe Angst, dass es später zu viel trinkt/raucht/schluckt. Wie kann ich es schützen?

Oder, ganz allgemein: ADHS könnte bei mir ein Thema sein. Ich kenne mich aber damit nicht aus. Was ist eigentlich ADHS und was kann man tun?

Wir geben Ihnen die Antworten. Wir, das sind Gaby Guzek, Wissenschaftsjournalistin (ehemals Suchtbetroffene), und Lisa Guzek. Lisa bekam ihre ADHS-Diagnose erst im Erwachsenenalter und hat die Erfahrung ihrer Mutter im Gepäck: Sucht ist Mist.

Wir möchten Sie mit diesem Buch fit machen, sich selbst und den Zusammenhang zwischen ADHS und Sucht besser zu verstehen. Das ADHS-Hirn ist geradezu ein Scheunentor für Suchtmittel. Genauer: Alkohol, Cannabis, Nikotin oder Koks rücken für eine gewissen Zeit das Hirnchaos wieder gerade. ADHSler nutzen sie als »Medikamente«. Oft, ohne es zu wissen. Das Thema Schuld und Scham existiert nicht. Neurobiologie schlägt Moral.

Ganz vielleicht gehören Sie ja auch noch einer ganz anderen Leserschaft an und haben beruflich mit Neurodivergenten und/oder Abhängigen zu tun. Auch dann (und insbesondere dann!) freuen wir uns sehr, dass Sie dieses Buch in den Händen halten. Für Kritik, Anregungen (und Lob) sind wir sehr empfänglich.

ADHS und Sucht ist ein Massenphänomen

Haben Sie sich je gefragt: »Geht es eigentlich nur mir so?« Hier sind Ihre Antworten.

- Wenn Sie übermäßig viel **Alkohol** trinken, sind Sie vielleicht **einer von vier** Menschen mit Alkoholproblemen, die in Wahrheit ADHS haben.
- Wenn Sie regelmäßig **Cannabis** konsumieren, sind Sie vielleicht **einer von rund vier** Cannabiskonsumenten, die verborgenes ADHS haben.
- Wenn Sie **Kokain oder andere Stimulanzien** nehmen, sind Sie vielleicht **einer von drei** Konsumenten, die ADHS im Hintergrund haben.
- Wenn Sie **rauchen**, sind Sie vielleicht **einer von rund acht** Rauchern, die eigentlich ADHS haben.
- Wenn Sie **zwei oder mehr** der genannten **Substanzen gleichzeitig** konsumieren, sind Sie vielleicht **einer von zweien**, bei dem in Wahrheit ADHS zugrunde liegt. Bei drei oder mehr ist es quasi sicher.
- Wenn Sie **internetabhängig** sind, sind Sie vielleicht **einer von zwei**, die eigentlich ADHS haben – ohne es zu wissen.
- Wenn Sie **gamingsüchtig** sind, sind Sie vielleicht **einer von zwei**, die in Wahrheit ADHS haben.
- Wenn Sie **glücksspielsüchtig** sind, sind Sie vielleicht **einer von vier oder fünf**, die eigentlich ADHS haben.
- Wenn Sie **kaufsüchtig** sind, sind Sie vielleicht **einer von fünf**, die in Wahrheit ADHS haben.

Im Querschnitt über alle Süchte: **Fast jeder Vierte mit einer Abhängigkeitserkrankung hat eigentlich ADHS. Es ist verrückt:** Die Forschung weiß das – aber in der (Sucht-)Praxis ist die Erkenntnis noch lange nicht angekommen. Ein Mensch mit Abhängigkeitsproblemen wird nicht standardmäßig auf ADHS getestet. Dabei wäre das so wichtig. Wenn klar ist, es steckt ADHS dahinter, muss die Behandlung ganz anders aussehen. Sonst ist Scheitern vorprogrammiert. Was bitte kann ein ADHS-Hirn mit langfristigen Zielen (Abstinenz) anfangen, wenn doch jetzt sofort und gleich das Wohlgefühl lockt? Dabei können sich viele ADHSler nicht mal vorstellen, wann der nächste Bus fährt, zum Beispiel.

Eine persönliche Geschichte: Lisa Guzek. Piña Colada – und das Lernen flutscht

Sisyphus hatte es schwer: Lebenslang musste er einen Fels den Berg hochwuchten. Oben angelangt, rollte der Stein wieder ins Tal. Unendlich schwer, unendlich sinnlos – eine Sisyphusarbeit eben.

Im Mai 2022 bekam ich meine Sisyphusaufgabe. Die theoretische Fahrprüfung und die rund 1500 Fragen, die ich dazu auswendig lernen musste. »Mühsam«, dachte ich. »Aber hey, das ist keine Quantenphysik, das kriegst du hin.«

Ich versagte kläglich. Das Lernmaterial wollte einfach nicht in meinen Kopf. Ich konnte mich stundenlang damit abrackern, etwa 20 Fragen in mein Gedächtnis zu bekommen – aber am nächsten Tag war es wieder so, als hätte ich die Fragen noch nie gesehen. Der Fels lag wieder im Tal.

Unendlich schwer, unendlich sinnlos – nach zwei Wochen gab ich auf. »Wenn es schon bei der Theorie so katastrophal läuft, dann gehöre ich einfach nicht hinter das Steuer«, dachte ich. Und wieder einmal dieses bittere Gefühl des Versagens.

Ein paar Wochen später kam ich nach einem netten Abend mit Freunden um zwei Uhr morgens heim. Eine Bar in der Stadt hatte ihre »Piña Colada Night«, ich war dementsprechend nicht mehr ganz nüchtern. Normalerweise macht man sich nach so einem Abend schnell bettfertig, aber mein Gehirn hatte da einen anderen Plan. »Warum setzen wir uns nicht einfach an den Schreibtisch und versuchen es noch mal mit dem Lernen?«, fragte es mich. »Ich hab da gerade irgendwie Bock drauf.«

Und somit tat ich das – und die Fragen blieben sitzen. Die 20 Fragen, die mich vorher vier Stunden gekostet hatten? Ich hatte sie in 30 Minuten drauf.

Gegen vier Uhr ging ich dann doch ins Bett – und als ich mich am nächsten Nachmittag hinsetzte, um es noch mal mit dem Lernen zu probieren, saßen die 20 Fragen von letzter Nacht immer noch. Sollte sich mein Gehirn etwa endlich dazu entschieden haben, mit mir zu kooperieren und den Fragenkatalog endlich zu meistern? Nein – alle anderen Fragen des Fragenkatalogs landeten im Tal des Vergessens. Was zum Geier war da los?

Am 4. November 2022 bekam ich dann meine Antwort in Form einer AD(H)S-Diagnose. Am 24. November 2022 nahm ich dann zum ersten Mal Ritalin – und zwei Monate später bestand ich die theoretische Fahrprüfung mit 95 Prozent richtiger Antworten. Hätte ich mich nicht verklickt, wären es 100 Prozent geworden.

Seitdem weiß ich, wie verführerisch es sein kann, zu Rauschmitteln zu greifen. Das ADHS-Hirn funktioniert endlich normal. Gott sei Dank war ich durch die persönliche Geschichte meiner Mutter so sensibilisiert, dass ich wusste: Alkohol ist niemals eine Alternative oder gar Lösung.

Kein Impfschaden, keine Allergie, keine Modeerscheinung

ADHS ist vieles – aber nichts von dem, was landläufig oft behauptet wird. Räumen wir erstmal mit dem Unsinn auf, damit später Platz für Fakten ist.

ADHS ist keine schlechte Erziehung

Wäre es so, würde ein Drill-Camp betroffene Kinder zu perfekt disziplinierten Erwachsenen werden lassen. Funktioniert nicht, wissen wir. Auch der soziale Hintergrund spielt kaum eine Rolle. ADHS kommt in liebevollen Familien mit klaren Strukturen genauso oft vor wie in chaotischen.

ADHS ist kein Mangel an Willenskraft

Betroffenen zu unterstellen, sie »wollten ja nur nicht wirklich etwas ändern«, ist so ziemlich das Ungerechteste überhaupt. Es ist, als würde man einen Rot-Grün-Blinden anschnauzen, doch jetzt endlich mal die Farben zu erkennen. Wer einmal erlebt hat, mit welch riesigen Anstrengungen ein Betroffener versucht, eine Aufgabe zu erledigen, weiß: Am mangelnden Willen liegt es nicht. Auch dass die Betroffenen trotz ihres Willens so oft scheitern, liegt an der ADHS-Ursache – und nicht an mangelndem IQ oder fehlender Ausdauer.

ADHS ist keine Modeerscheinung

ADHS erhält heute sehr viel Aufmerksamkeit. Zeitungen und Fernsehen entdecken das Thema, die Diagnosen steigen. Das liegt nicht daran, dass es heute mehr ADHSler gibt als früher. Unser Blick hat sich geschärft. Noch vor 30 Jahren galten viele Mädchen mit ADHS als verträumt, Erwachsene mit ADHS als chaotisch oder unorganisiert. Das Leid der Betroffenen sah niemand, die Gründe kannte man nicht.

In Deutschland lag die Zahl der diagnostizierten Kinder und Jugendlichen mit ADHS laut Krankenkassenstatistiken um 2000 bei rund zwei Prozent. Heute sind es je nach Quelle zwischen vier und sechs Prozent. **Der Anstieg betrifft vor allem Mädchen und Erwachsene** – weil man heute weiß, dass sich ADHS bei Mädchen anders zeigt und sich ADHS auch nicht »verwächst«. Man schaut genauer hin, nur deshalb steigen die Zahlen. Die Anzahl der Diagnosen bei Erwachsenen hat sich in den letzten zehn Jahren sogar verdoppelt.

Dazu kommt: Psychische Gesundheit wird weniger tabuisiert als früher. Eltern gehen heute eher mit ihrem Kind zur Diagnostik, anstatt auf den Rat »das wächst sich schon raus« zu vertrauen. Hausärzte, Lehrer und Psychotherapeuten sind sensibilisierter – und viele Testverfahren wurden überarbeitet. Man hat verstanden: **ADHS ist viel mehr als Zappeln und Chaos.** Die Symptome sind sehr viel umfassender. Seitdem diese auch in die Diagnostik einbezogen werden, wird klar, dass viel mehr Menschen betroffen sind. Kurz gesagt: Der Anstieg der Diagnosen ist ein Fortschritt in der Erkennung – kein Zeichen einer plötzlichen ADHS-Epidemie.

ADHS ist keine Nahrungsmittelallergie

Das »Umarmen« von Biomöhren verändert keine neurobiologische Grundausstattung. Trotzdem hält sich die Idee hartnäckig: Irgendwo im Speiseplan lauert der Bösewicht. Verbannt man ihn, verschwindet ADHS wie ein Hautausschlag. Verlockend. Ein klarer Schuldiger, eine einfache Lösung und das Beste: Man hat es selbst in der Hand. Die These ist aber falsch. **ADHS ist keine Immunreaktion.** Es gibt keine Belege dafür, dass eine Allergie – also eine fehlgeleitete Abwehrreaktion des Immunsystems auf bestimmte Nahrungsbestandteile – die Ursache wäre.

ADHS ist kein Impfschaden

Die Behauptung, ADHS könnte ein Impfschaden sein, hat vor allem in den letzten Jahren Aufwind bekommen. Richtiger wird sie davon nicht. Die Logik: Früher wurden Kinder weniger geimpft, es gab weniger ADHS, heute impfen wir sie öfters, die ADHS-Zahlen steigen. Genauso plausibel wie: Im Frühjahr kommen die Störche zurück in den Norden. In dieser Zeit wurden früher auch viele Babys geboren (Herbst und Winter waren lang und langweilig). Fazit: Störche bringen die Babys. Warum die Zahlen von ADHS-Betroffenen steigen, haben Sie bereits oben gelesen. Mit mehr Impfungen hat das nichts zu tun.

Die Mär hält sich unter anderem deshalb so hartnäckig, weil ADHS nicht sofort nach der Geburt auffällt – erste klare Symptome zeigen sich oft erst im Kindergarten- oder Schulalter. Das lässt sich leicht umdeuten in: »**Nach der Impfung ging's los.**« Es gibt drei große Studien, die klar beweisen: alles Unsinn. In der einen Studie wurden mehr als 650 000 Kinder untersucht, in der anderen 170 000 und die dritte verfolgte die Entwicklung von über 1000 Kindern über viele Jahre. Resultat: **kein Zusammenhang.**

Handy, Surfen, Zocken: ADHS ist keine Folge
Ja, exzessives Zocken oder stundenlanges Smartphone-Scrollen kann Konzentration und Schlaf stören – das gilt für alle Menschen, nicht nur für diejenigen mit ADHS. Aber es verursacht ADHS nicht. Was stimmt: Digitale Medien sind wie ein **Buffet für das ADHS-Gehirn** – ständig neue Reize, sofortige Belohnung, kein Warten nötig. Deshalb bleiben Betroffene besonders häufig und besonders lang an ihnen kleben. Aber die zugrunde liegende Neurobiologie war schon vorher da – mit oder ohne WLAN.

Habe ich ADHS?

Tipp: Wenn Sie oder Ihr Kind bereits die Diagnose haben, können Sie dieses Kapitel überspringen und lesen bei »ADHS: Nicht krank – anders« weiter.

Gleich vorweg: **ADHS selbst** und ohne psychologisches bzw. ärztliches Fachwissen **zu diagnostizieren, ist unmöglich** – und auch sinnlos. Denn ohne die Expertise der Fachleute geht es bei ADHS nicht weiter, Stichwort Medikamente etc. Wir haben für eine erste Einschätzung einen Fragenkatalog entwickelt. Wichtig: Das Ergebnis liefert nur grobe Hinweise und ist keine Diagnose.

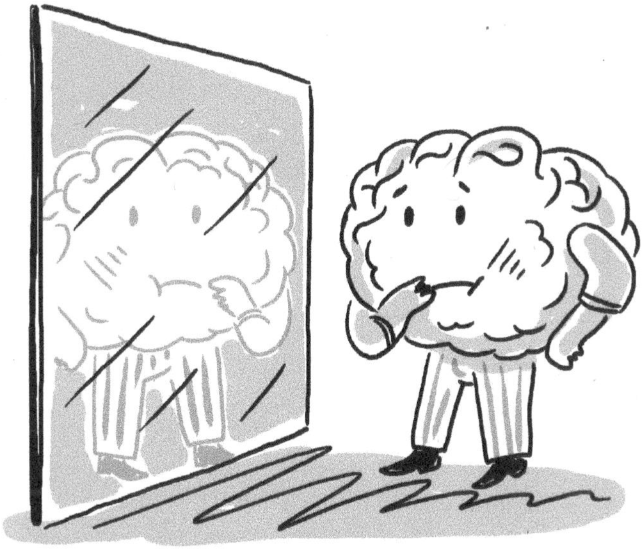

Selbsttest: Hab ich's oder nicht?

Dieser Test ist bewusst so aufgebaut, dass er möglichst wenig übersieht. Vergleichbare Tests sind zu rund 80 Prozent korrekt. Bedeutet: Es könnte auch ein positives Ergebnis herauskommen, das sich im Nachgang nicht bewahrheitet. Hätten wir ihn strikter gefasst, bestünde die Gefahr, mehr Betroffene zu übersehen.

Also: **Ein positives Ergebnis bedeutet daher nicht automatisch eine Diagnose** – aber es ist ein starkes Signal, eine fachliche Abklärung in Betracht zu ziehen. Dann kommen noch ganz andere Diagnoseschritte zum Einsatz (Interviews, Befragung des Umfeldes), die hier logischerweise keinen Platz haben – die die Diagnose aber dann auf wesentlich solidere Füße stellen.

Schritt 1 – Kurzcheck

Bitte beantworten Sie die folgenden Fragen spontan. »Unsicher« zählt hier wie ein »Ja«.

1. Gab es bereits in Ihrer Kindheit oder Jugend anhaltende Schwierigkeiten mit Aufmerksamkeit, Organisation oder innerer Unruhe?
   ☐ Ja ☐ Nein ☐ Unsicher
2. Treten diese Schwierigkeiten in mehreren Lebensbereichen auf (z. B. Arbeit/Studium und zu Hause)?
   ☐ Ja ☐ Nein ☐ Unsicher
3. Führen diese Schwierigkeiten zu spürbaren Problemen in Ihrem Alltag (z. B. Stress, Konflikte, Leistungsprobleme, Überforderung)?
   ☐ Ja ☐ Nein ☐ Unsicher

Wenn Sie mindestens einmal »Ja« oder »Unsicher« angekreuzt haben, fahren Sie mit dem Test fort. Haben Sie bisher alles mit »Nein« beantwortet, ist ADHS eher unwahrscheinlich – wenn Sie sich jedoch stark wiedererkennen, machen Sie den Test trotzdem.

Schritt 2 – Selbsttest

Antworten Sie mit Ja oder Nein. Jedes »Ja« zählt 1 Punkt.

Aufmerksamkeit & Konzentration

1. Ich verliere bei uninteressanten Aufgaben schnell den Fokus.
   ☐ Ja ☐ Nein

2. Beim Lesen oder Zuhören merke ich plötzlich, dass ich gedanklich abgeschweift bin.
☐ Ja ☐ Nein
3. Ich überhöre Details oder verpasse Teile von Gesprächen.
☐ Ja ☐ Nein
4. Ich mache Flüchtigkeitsfehler, obwohl ich es eigentlich besser kann.
☐ Ja ☐ Nein
5. Mehrere gleichzeitige Anforderungen überfordern mich schnell.
☐ Ja ☐ Nein

Organisation & Zeitmanagement

1. Ich schiebe Aufgaben lange auf und gerate dadurch unter Zeitdruck.
☐ Ja ☐ Nein
2. Ich habe Schwierigkeiten, meinen Tag realistisch zu planen.
☐ Ja ☐ Nein
3. Termine oder Verpflichtungen vergesse ich ohne Erinnerungshilfen leicht.
☐ Ja ☐ Nein
4. Ich beginne viele Dinge, habe aber Mühe, sie zu Ende zu bringen.
☐ Ja ☐ Nein
5. Ordnungssysteme funktionieren bei mir meist nur kurzfristig.
☐ Ja ☐ Nein

Impulsivität & Selbststeuerung

1. Ich rede oder handle manchmal, bevor ich nachgedacht habe.

   ☐ Ja ☐ Nein

2. Ich unterbreche andere oder falle ihnen ins Wort.

   ☐ Ja ☐ Nein

3. Es fällt mir schwer, Ungeduld zu kontrollieren (z. B. in Wartesituationen).

   ☐ Ja ☐ Nein

4. Ich treffe spontane Entscheidungen, die ich später bereue.

   ☐ Ja ☐ Nein

Innere Unruhe

1. Ich fühle mich innerlich oft getrieben oder »unter Strom«.

   ☐ Ja ☐ Nein

2. Längeres Stillsitzen fällt mir schwer.

   ☐ Ja ☐ Nein

3. Selbst in Ruhephasen habe ich das Gefühl, mental nicht abschalten zu können.

   ☐ Ja ☐ Nein

Typische Alltagsfolgen

1. Ich verlege oder verliere häufig wichtige Gegenstände.

   ☐ Ja ☐ Nein

2. Meine Wohn- oder Arbeitsumgebung wird schnell unübersichtlich.

   ☐ Ja ☐ Nein

3. Wenn mich etwas stark interessiert, kann ich alles andere völlig ausblenden.
   ☐ Ja ☐ Nein

Auswertung

0–5 Punkte:
ADHS eher unwahrscheinlich.
6–9 Punkte:
Ein ADHS-typisches Muster ist möglich.
10 Punkte oder mehr:
deutliche Hinweise auf ein ADHS-typisches Muster.

»Oje, ich glaub, ich hab's!« Und nun?

Wie gesagt: Ein »positiver« Test ist erstmal kein Beweis. Sie brauchen einen Test mit Brief und Siegel. Ohne den geht es nicht weiter. Jetzt gilt es, keinen Fehler zu machen.

So kommen Sie an den echten Test
Im Idealfall sind Sie mit einem Hausarzt gesegnet, der sich in den letzten zehn Jahren immer mal wieder informiert hat, was sich beim Thema ADHS so tut. Dieser überweist Sie an einen Facharzt, eine Spezialambulanz oder eine entsprechend qualifizierte psychologische Praxis, bei denen Sie sich testen lassen können. Tipp: Sagen Sie *nicht*: »Ich habe da so einen Test in einem Buch gemacht und glaube, ich hab ADHS«, das könnte auf Augenrollen stoßen. Es ist leider zu viel Blödsinn zum Thema unterwegs. Sicherlich

wird Ihnen mehr Verständnis entgegengebracht, wenn Sie (zusätzlich) auch noch diesen Test hier machen:

Dann merken Sie sich die dort genannten Namen der Tests gut: Wender-Utah-Ranking-Scale (das ist der Fragebogen für die Kindheit) und den ASRS-Screening-Fragebogen der WHO (für die Erwachsenen). Beide Fachnamen lassen Sie dann ganz locker flockig im Gespräch mit dem Hausarzt fallen. Diese Tests würden doch sehr darauf hindeuten. Es wird seine Wirkung auf ihn nicht verfehlen. Dann geht alles ein wenig leichter.

Dann geht es etwas anders weiter, als Sie es vielleicht erwarten würden. Sie machen nicht gleich einen Termin aus. Sie setzen sich erstmal ans Internet und sammeln Informationen. Denn: Die mit der wirklichen Ahnung sind die Betroffenen. Unter den erfahrenen Hasen werden Adressen von kompetenten Teststellen und später auch für Therapeuten gehandelt wie ganz heiße Ware. Tipp: Das sind nicht immer die, die Sie vielleicht sogar auf Selbsthilfe-Webseiten finden. Holen Sie sich am allerbesten die persönliche, mündliche oder schriftliche Empfehlung.

Premiumvariante: Sie finden in Ihrer Nähe eine Selbsthilfegruppe, einen Stammtisch oder etwas Ähnliches für erwachsene ADHSler. Gibt es keinen oder finden Sie nichts, suchen Sie nach bundesweiten Vereinigungen und fragen dort, ob es regionale Angebote gibt. Es gibt durchaus auch virtuelle ADHS-Meetings. Suchen Sie wirklich intensiv.

Dort docken Sie dann an. Am besten: hingehen, an Meetings teilnehmen. Dann fragen Sie die anderen Löcher in den Bauch. Dort weiß man die Spreu vom Weizen zu trennen. Denn: Wenn es dumm läuft, greifen Sie bei der Teststelle voll daneben.

Leider sind nicht alle Teststellen und Therapeuten auf demselben Stand der Dinge. Selbst eine große ADHS-Klinik-Spezialambulanz in Österreich verschreibt offenbar mehr Antidepressiva als ADHS-Medikamente – und wenn diese, dann nur für einen sehr begrenzten Zeitraum.

Es ist zum Heulen, was Betroffene berichten, die am Anfang ihres Weges stehen. Nur, weil sie den Weg falsch angefangen haben. Auch dazu finden Sie viel im Netz. Suchen Sie aber jetzt nicht danach. Sie könnten den Mut verlieren und das ist wiederum auch nicht nötig. Gewusst wie ist die Frage.

Lassen Sie sich Termine bei mehreren Teststellen geben. Die Wartezeiten sind leider oft sehr lang. Deshalb: Denken Sie bitte auch überregional. Für einen so wichtigen Test kann man sich schon mal ins Auto oder den Zug setzen und einen längeren Weg in Kauf nehmen. Große Testzentren haben meist mehr Kapazitäten. Wenn es das Konto hergibt, können Sie erwägen, den Test ggf. privat zu bezahlen. Dieser kostet in etwa zwischen 600 und 900 Euro. Rar sind meist die Plätze für Kassenpatienten.

Sollten Sie ein Suchtproblem haben, gibt es vielleicht für Sie eine Abkürzung. Denn mittlerweile findet man tatsächlich häufiger als früher Gehör bei der Suchtberatung oder der Entzugsklinik, wenn man selbst den Verdacht »ADHS« äußert (merken Sie sich auch dafür die beiden Namen der Tests, siehe weiter vorne). In Kliniken kann ein solcher Test oft schon direkt und parallel zum Entzug durchgeführt werden, die Suchtberatungen haben manchmal eine Abkürzung für die Terminfindung.

Den Test brauchen Sie. Ihr ADHS-Diplom. Ohne gibt es keine Medikamente und auch keine angepasste Therapie. Die wiederum ist nicht nur der Schlüssel dazu, dass Sie Ihr Leben besser wuppen werden, sondern auch Knackpunkt für den Suchtausstieg. Den Rest des Themas »was tun« greifen wir weiter hinten noch mal auf.

Läuse und Flöhe: ADHS, Depressionen, Angststörungen & Co

Chirurgen haben es echt gut. Die sehen auf dem Röntgenbild: »Knochen gebrochen oder nicht?« Schon geht es mit der richtigen Therapie los. Psychiater aber können nicht einfach in den Kopf schauen und wissen, was Sache ist. Sie sind auf Symptome angewiesen, die der Patient schildert. Dummerweise überlappen sich die Symptome vieler psychischen Erkrankungen. Und wenn es ganz schiefläuft, bekommt der Betroffene eine Diagnose, die gar nicht passt – und ADHS bleibt unbehandelt. Das schauen wir mal genauer an. Denn auch das ist für eine Suchtbehandlung am Ende wichtig.

Depressionen

Der Klassiker vor allem bei Frauen. Klassische Symptome einer Depression, die sich mit denen von ADHS überlappen (können):

- Erschöpfung
- Konzentrationsprobleme
- Leistungsabfall
- Rückzug
- Schlafstörungen

Wenn man dann noch bedenkt, dass die meisten Patienten nicht direkt beim Psychiater aufschlagen, sondern damit erstmal zum Hausarzt gehen, versteht man auch, warum so viele ADHSler mit Antidepressiva geradezu inflationär behandelt werden. Das kennt der Hausarzt in der Regel. Böse Absicht ist das nicht.

Erwachsene gehen wegen Konzentrationsproblemen und Erschöpfung zum Arzt und nicht wegen »Aufmerksamkeitsproblemen seit der Kindheit«. Also wird gefragt: »Sind Sie traurig? Müde? Antriebslos?« Zack steht die Diagnose Depression und der SSRI auf dem Rezept.

Andererseits gibt es tatsächlich Depressionen als echte sogenannte Komorbidität. Das heißt: Depression zusätzlich zu ADHS. Das wäre beispielsweise der Fall, wenn Folgendes zutrifft:

- anhaltend gedrückte Stimmung, auch an guten Tagen
- Verlust von Interesse/Freude (Anhedonie)
- morgendliches Tief unabhängig von Belastung
- Schuldgefühle
- Gefühl von Wertlosigkeit
- suizidale Gedanken

ADHSler sagen: »Ich bin nicht depressiv – ich bin überfordert.« Eine der besten Unterscheidungsfragen ist: »Wenn alles gut läuft und nichts schiefgeht – wie fühlen Sie sich dann?« Der Depressive sagt: »Trotzdem leer oder niedergeschlagen.« Der ADHSler sagt: »Eigentlich ganz gut.«

Viele Erwachsene sind nicht depressiv, weil sie ADHS haben – sie wirken depressiv, weil ADHS unerkannt geblieben ist.

Angststörungen
(z. B. generalisierte Angststörung, soziale Angst)
Überlappung: Nicht alle scheinbar gleichen Symptome bedeuten dasselbe.

	Bei Angst	Bei ADHS
Gedankenaktivität	zielgerichtet auf mögliche Gefahren	sprunghaft, assoziativ
Ablenkbarkeit	durch Sorgen	durch externe und interne Reize
Unruhe	vegetative Anspannung	neuronale Überstimulation
Konzentrationsstörung	Sorgen blockieren Arbeitsgedächtnis	instabile Aufmerksamkeitssteuerung

Zwei Betroffene können identisch »unruhig« wirken – aus völlig verschiedenen Gründen. Auch die Frage »Hören Ihre Gedanken nicht auf zu kreisen?« ist zweischneidig. Es gibt das »Angst-Grübeln«. Hier lohnt sich genaues Nachfragen. Bei Angststörungen ist es zukunftsbezogen und kreiert Katastrophenszenarien. Beispiel: »Was, wenn ich den Job verliere? Was, wenn ich krank werde?«

Bei ADHSlern sieht das ganz anders aus. Deren Gedankenfluss wechselt schnell, ist assoziativ, oft sogar sehr kreativ, aber kaum kontrollierbar. Beispiel: »Ich sollte noch mailen … oh, Steuer … warum heißen Flamingos Flamingos? …«

Die beste Frage, um beide auseinanderzuhalten: »Wovor genau haben Sie Angst?« Der ADHSler sagt dann: »Ich habe keine Angst. Mein Kopf ist nur laut.« Viele Erwachsene bekommen erst eine Angstdiagnose. Quasi jeder zweite erwachsene ADHSler läuft mit der Diagnose »Angststörung« durch die Welt. Dann wird durch Zufall ADHS entdeckt und behandelt.

Plötzlich wird das Leben kontrollierbarer, steigt das Gefühl, »Herr über das eigene Schicksal« zu sein. Die Angst wird weniger. Denn der Dauerstress durch ein schlecht steuerbares Gehirn sinkt. Der Angstpatient sagt: »Ich habe Angst, dass etwas passiert.« Der ADHS-Patient sagt: »Ich habe Angst, weil ich mein Leben nicht gut steuern kann.«

Solche Überschneidungen gibt es auch bei Burn-out, Borderlinesyndrom, Bipolarität, Autismusstörungen, Zwangs- und Schlafstörungen. All das sind häufige Diagnosen, die zuerst gestellt werden, weil sie »bekannter« sind (auch ein Arzt ist nur ein Mensch). Deshalb bleibt ADHS als eigentliche Grunderkrankung so oft bei Erwachsenen unentdeckt. Sie erinnern sich vielleicht: Weiter vorne sprachen wir von

»ADHS als Modeerscheinung«. Ist es nicht. Die steigenden Zahlen kommen vom genaueren Hinschauen.

Die zentrale Frage ist immer: Sind Diagnosen wie Depressionen, Angststörungen & Co tatsächlich Zweitkrankheiten, die ein ADHSler hat, oder sind es Fehldiagnosen? Das ist sehr schwer herauszufinden – für die Therapie (vor allem die Medikamentenauswahl) aber entscheidend.

So läuft der ADHS-Test beim Arzt oder Psychologen ab

Eine seriöse ADHS-Diagnostik ist kein Schnelltest. Sie ist eine strukturierte Abklärung Ihrer Lebensgeschichte und Ihrer aktuellen Schwierigkeiten. Sie ist auch kein Leistungstest mit Schulnoten. Hier ist der typische Ablauf.

1. Ausführliches Gespräch

Planen Sie Zeit ein. Faustregel: mindestens 90 Minuten, häufig deutlich länger oder auf mehrere Termine verteilt. Übrigens: Hinterher werden Sie emotional ziemlich erschöpft sein. Planen Sie auch das ein. Am besten gehen Sie direkt danach erstmal nach Hause. Im Test geht es nicht nur um Symptome, sondern um Zusammenhänge:

- Was genau fällt Ihnen schwer?
- Seit wann?
- Wie stark beeinträchtigt es Ihren Alltag?
- Was funktioniert gut?

Wenn nach 20 Minuten bereits eine Diagnose im Raum steht, ist Skepsis angebracht.

2. Prüfung der Kindheit

ADHS beginnt definitionsgemäß in der Kindheit. Deshalb wird fast immer gefragt nach:

- Schulzeit
- Hausaufgaben
- Rückmeldungen von Lehrern
- frühem Organisationsverhalten
- Impulsivität oder Tagträumen

Hilfreich, aber nicht zwingend:

- alte Zeugnisse
- Gespräche mit Eltern
- Gespräche mit anderen frühen Bezugspersonen

Wichtig zu wissen: Fehlende Unterlagen verhindern keine Diagnose. Gute Diagnostik arbeitet dann mit sorgfältiger biografischer Rekonstruktion.

3. Gegenwart: mehrere Lebensbereiche

ADHS zeigt sich selten nur in einem Kontext.
Erwartbare Themen:

- Arbeit oder Studium
- Selbstorganisation
- Beziehungen
- Alltag
- Umgang mit Verpflichtungen

Entscheidend ist nicht, ob einzelne Eigenschaften vorkommen – sondern ob daraus relevante Nachteile entstehen.

4. Ausschluss anderer Ursachen

Seriöse Diagnostik prüft immer auch Alternativen.
Zum Beispiel:

- Depression
- Angststörungen
- chronischer Stress
- Schlafprobleme
- Substanzkonsum
- körperliche Ursachen

Das dient Ihrem Schutz. Ähnliche Symptome bedeuten nicht automatisch ADHS.

5. Strukturierte Diagnostik statt Bauchgefühl

Viele Fachleute nutzen standardisierte Interviews wie das »Diagnose-Interview DIVA-5«. Dabei werden alle Diagnosekriterien systematisch abgefragt – mit konkreten Beispielen aus Kindheit und Erwachsenenalter. Solche Standardtests haben einen Riesenvorteil: Sie machen die Diagnose wesentlich weniger abhängig von dem Menschen, der vor Ihnen sitzt. Sprich: Die Diagnose ist weniger subjektiv.

6. Fremdberichte: sinnvoll, aber kein Muss

Manche Diagnostiker bitten um zusätzliche Einschätzungen – etwa von Eltern oder Partnern. Das kann hilfreich sein, ist jedoch keine zwingende Voraussetzung für die Diagnose. Wenn solche Quellen fehlen (z. B. kein Kontakt zu den Eltern), sollte eine Diagnostik trotzdem möglich sein. Dann wird stärker mit Ihrer Lebensgeschichte gearbeitet. Wenn hingegen keinerlei Alternativen akzeptiert werden, dürfen Sie freundlich nachfragen, welche Optionen es gibt.

Checkliste:
Merkmale eines guten Diagnosetermins

Ihr Test(er) ist gut, wenn …

- ausreichend Zeit eingeplant wird,
- genau nach Beispielen gefragt wird (»Wann genau passiert das?«),
- Ihre Kindheit ernsthaft betrachtet wird,
- mehrere Lebensbereiche besprochen werden,
- auch andere mögliche Ursachen geprüft werden,
- Raum für Ihre Fragen bleibt,
- die Einschätzung nachvollziehbar erklärt wird.

Warnsignale

Schauen Sie genauer hin, wenn …

- die Diagnose sehr schnell feststeht,
- fast nur Fragebögen eingesetzt werden,
- Ihre Lebensgeschichte kaum interessiert,
- keine Differenzialdiagnostik erfolgt.

Eine ADHS-Diagnose verdient Sorgfalt. Denken Sie dran: Sie sind nicht Prüfling. Sie sind Informationsquelle. Sie dürfen nachfragen, um Erläuterungen bitten, sagen, wenn Sie etwas nicht erinnern, und auch Grenzen setzen (z. B. bei Arbeitgeberkontakten).

Das Testergebnis: Die Details sind Gold wert

Viele Menschen wollen vor allem wissen: »Habe ich ADHS – oder nicht?« Langfristig hilfreicher ist jedoch eine andere Frage: »An welchen Stellen braucht mein Gehirn mehr Unterstützung?«

Ein ADHS-Ergebnis ist kein Schwangerschaftstest. Es liefert kein simples »Ja« oder »Nein«. Eine gute Diagnostik zeigt, wie Ihr Gehirn im Alltag arbeitet und an welchen Stellen Hilfe ansetzen könnte. Die Diagnose ist dabei nur ein Teil der Information. Der größere Nutzen liegt oft im Detail.

ADHS ist kein einheitliches Muster. Zwei Menschen mit derselben Diagnose können völlig unterschiedliche Herausforderungen haben. Typische Bereiche, die genauer betrachtet werden:

- Aufmerksamkeit
  Können Sie den Fokus halten? Wie schnell lenkt etwas ab? Ermüdet Ihre Konzentration rasch?
- Organisation und Planung
  Fällt es schwer, Aufgaben zu strukturieren, Prioritäten zu setzen oder rechtzeitig zu beginnen?
- Impulssteuerung

Passiert es, dass Sie handeln oder reagieren, bevor Sie es eigentlich möchten?

- Aktivierungsregulation
  Kommen Sie schwer ins Tun – oder fühlen Sie sich innerlich ständig unter Spannung?
- Arbeitsgedächtnis
  Gehen Informationen im entscheidenden Moment verloren, obwohl Sie sie eben noch präsent hatten?

Ihre speziellen Herausforderungen zu finden, ist wichtig, weil sich danach auch die Behandlung richtet.

Zum Beispiel:

- Wer vor allem Probleme hat, Aufgaben zu beginnen, profitiert häufig von klaren äußeren Strukturen und Startstrategien.
- Bei starker Ablenkbarkeit hilft oft eine bewusst gestaltete Umgebung mehr als reine Willensanstrengung.
- Wenn Impulsivität im Vordergrund steht, können Techniken zur Reaktionsverzögerung entscheidend sein.
- Bei ausgeprägter Zeitblindheit wirken sichtbare Zeitmarken und externe Deadlines stabilisierend.

Je genauer das Muster erkannt wird, desto gezielter kann Unterstützung erfolgen. Auch Medikamente werden dann nicht »nach Schema F« gewählt. Zumindest sollten sie es nicht. Leider hält dieser Satz dem Realitätscheck nicht immer stand.

»Oje, ich glaub, ich hab's nicht!« Und nun?

Mag sein, der Test sagt: eher unwahrscheinlich. Was dann? Auch dann sollten Sie das Thema nicht auf sich beruhen lassen und dieses Buch schließen. Immerhin wissen Sie ja, dass Ihr Kopf Ihnen im Alltag manchmal im Weg steht und Sie gegebenenfalls bereits auf ein Abhängigkeitsthema zusteuern. Keines der beiden sollten Sie auf sich beruhen lassen. Außerdem: Auch unser Test hier ist nur ein ganz grobes Sieb.

ADHS ist ein ganzes Spektrum. Da gibt es weder Schwarz noch Weiß. Und: Oft überlappt es sich auch mit anderen Spektrums-Diagnosen wie Autismus, Anpassungs- oder Zwangsstörungen. Das kann dann die ADHS-Diagnose erschweren. Vorschlag: Wenn Sie trotzdem »so ein Bauchgefühl« haben: Lassen auch Sie sich testen.

Im Fachchinesisch heißt das beispielsweise »ergebnisoffene Abklärung neurodivergenter Störungsbilder«. Auf Webseiten finden Sie das Ganze auch unter »Neuropsychologische Testbatterie/umfassende testpsychologische Untersuchung« oder »Mehrdimensionale/multimodale Diagnostik«.

Das Thema Substanzmissbrauch bleibt darüber hinaus ja auch bestehen. Allein deshalb: Lesen Sie einfach weiter. Es wird auch Ihnen so einiges erklären. Egal, ob ADHS oder nicht.

ADHS: Nicht krank – anders

ADHS ist keine Krankheit, sondern eine andere Verdrahtung des Gehirns. ADHSler bezeichnen sich selbst deshalb als neurodivers – im Gegensatz zu Otto Normaldenker. Der ist »neurotypisch«. ADHSler sind nicht behindert oder krank. Sie sind nur anders. Experten sprechen von einer neurologischen Entwicklungsstörung. Zugegeben haben ADHSler in unserer Welt einige Schwierigkeiten. Der Grund: Bestimmte Hirnregionen entwickeln sich bei ihnen verzögert, teilweise bis zu drei Jahre später.

Das bedeutet nicht, dass etwas »kaputt« ist – aber es erklärt, warum Kinder mit ADHS oft jünger wirken, emotionaler reagieren oder Schwierigkeiten haben, sich an Regeln zu halten. Im Erwachsenenalter gleicht sich vieles an – doch die Grundstruktur bleibt. Die Impulsivität, die Reizoffenheit, die Schwierigkeiten mit Organisation oder Frustrationstoleranz: Sie verschwinden nicht einfach.

Dieses »Anderssein« bringt auch besondere Stärken mit sich: schnelle Auffassungsgabe, Spontaneität, Improvisationstalent, hoch vernetztes Denken.

Das Orchester aus Solisten

Wir klären jetzt, was im ADHS-Gehirn anders läuft – und warum. Wer das verstanden hat, versteht auch sich selbst oder sein Kind viel besser. Und: Jede neurobiologische Erklärung bietet konkrete Ansatzpunkte für Hilfe. Auch beim Thema Suchtausstieg. Das läuft parallel. Also los. Werfen wir mal einen Blick ins Oberstübchen.

Sagen wir, das Gehirn wäre ein Orchester. Bei den meisten von uns läuft das Konzert meist ohne größere Patzer. Der Dirigent steht vorne, regelt den Takt und die Einsätze der einzelnen Instrumente. Die Musiker achten auf ihn – und auch auf ihre Kollegen, damit das Ganze harmonisch-gemeinschaftlich abläuft. Verpasst mal einer seinen Einsatz, bügeln die anderen den Fehler meist gut aus.

Der Dirigent des Gehirns ist der sogenannte präfrontale Cortex. Das ist unsere Steuerzentrale. Die einzelnen Musiker stehen für die anderen Hirnregionen und ihre Zusammenarbeit. Das Arbeitsgedächtnis, das Zeitgefühl, die Bewegungskoordination oder Emotionsverarbeitung ist dort zu Hause.

Das Hirnorchester eines ADHSlers besteht aus Individualisten. Sie können Großartiges liefern, Konzerte auf internationalem Spitzenniveau aufführen. Manchmal aber geht da auf dem Weg dahin auch etwas durcheinander. Einzelne Musiker haben dann spontan Lust auf ein Solo und ziehen das auch durch. Der Dirigent langweilt sich. Deshalb jagt er Fliegen, statt den Taktstock zu schwingen. Dafür hat ihn sein Chef zwar schon oft genug angeschnauzt, das lässt ihn aber kalt.

Die Geigen sind jetzt völlig aus dem Konzept. Sie beginnen ein Streichquartett, denn die anderen spielen ja eh nicht mit – dann kann man auch was anderes machen. Die Blasinstrumente sind über das Chaos sauer und streiken ganz. Dann entdeckt der Dirigent seine neue Freundin im Publikum und er fängt Feuer. Mit Verve vereinigt er das Orchester zu einem Finale furioso. Bleibt der Part mit der Freundin aus, kann es aber auch in der Kakofonie enden.

Chef mit Eigenheiten: der präfrontale Cortex (PFC)

Wenn Sie jemandem einen Vogel zeigen, tippen Sie genau gegen unsere Steuerzentrale. Dort sitzt er, der präfrontale Cortex. Hinter unserer Stirn, von Schläfe zu Schläfe, bis hoch zum Haaransatz. Er ist der Chef über quasi alles, was im Gehirn bewusst abläuft.

Er entscheidet, was wichtig ist, bremst Impulse, plant, überwacht Fehler, managt die Zeit, reguliert Emotionen und motiviert, Ziele zu erreichen. Eben weil er eine der beiden Hirnregionen ist, die bei ADHS so anders funktionieren, schauen wir uns das mal ganz im Detail an. Dann versteht man, warum ADHSler sind, wie sie nun mal sind. Und warum sie daran auch nichts ändern können, selbst wenn man sie anfährt: »Jetzt reiß dich doch endlich mal zusammen.«

Der PFC ist dafür zuständig, Ziele im Kopf zu behalten, Ablenkungen zu unterdrücken und die Aufmerksamkeit auszurichten. Ihm zuzurufen, er solle »doch bitte mal besser funktionieren«, ist ungefähr so, als würde man ein Mikrofon anschreien, damit es sich selbst lauter stellt.

Die innere Tafel: das Arbeitsgedächtnis

Der präfrontale Cortex (PFC) hat eine eingebaute kleine Schultafel. Darauf notiert er die anstehenden Aufgaben. »Mail beantworten«, »mit dem Hund Gassi gehen«, »Auf-

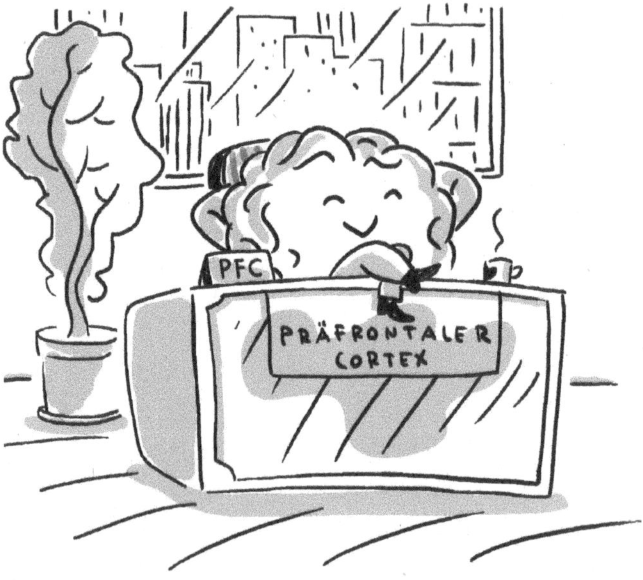

gabe 3 bearbeiten«. Bei stabiler Aufmerksamkeit bleibt die Notiz so lange sichtbar, bis die Aufgabe erledigt ist. Wir reden vom Arbeitsgedächtnis.

Bei ADHSlern verwischt die Schrift an der Tafel häufig vorher, also bevor eine Aufgabe überhaupt angefangen wurde – während gleichzeitig neue Reize ins Blickfeld drängen. Das Handy klingelt, der Nachbar hört Musik oder es riecht nach Essen. Unvermittelt ploppt der Gedanke auf: »Habe ich die Waschmaschine eingeschaltet?« Das alles überlagert die eigentliche Notiz. Meint: Der Gedanke oder die Aufgabe ist verschwunden. Gelöscht. Der Wille, »dranzubleiben«, reicht nicht aus, wenn das Whiteboard nicht mehr leserlich ist. Schmankerl für Wissensfreaks: Dieser Hirnteil heißt dorsolateraler präfrontaler Cortex.

Wichtig oder nichtig? Das Salienznetzwerk

Noch ein Mechanismus spielt eine Rolle: das sogenannte Salienznetzwerk. Es entscheidet zusammen mit dem PFC, welche Reize das Etikett »wichtig« bekommen. Beide verleihen Neuem, Emotionalem oder Dingen, die sofortige Belohnung versprechen, das Etikett »Priority«. Beim ADHSler stuft dieses System auch einen Handy-Ping als wichtig ein – sogar wenn eigentlich die Steuererklärung fertig werden muss.

Das erklärt, warum Betroffene nicht einfach beschließen können: »Ich ignoriere das.« Für ihr Gehirn ist auch ein

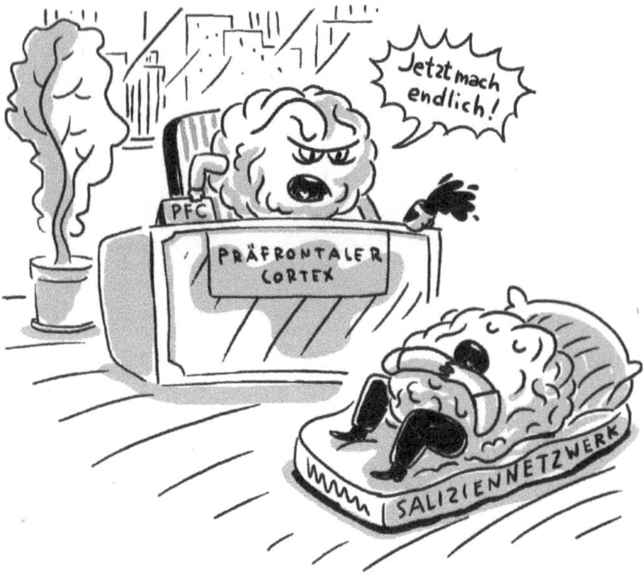

kleines »Ping« keine Nebensächlichkeit, sondern eine Meldung mit rotem Ausrufezeichen.

Im Reich der Tagträume: das Default-Mode-Netzwerk

Auch das sogenannte Default-Mode-Netzwerk (Ruhezustandsnetzwerk) spielt eine Rolle. Es ist zuständig für Tagträume, Selbstgespräche im Kopf, Erinnerungen und kleine geistige Ausflüge. Eigentlich eine sehr gute Sache, will man sich entspannen. Geht es daran, Aufgaben zu erledigen, stellt ein fitter PFC das auf »leise«. Bei ADHS springt es jedoch häufiger mitten hinein. Ohne, dass der Betroffene das unter Kontrolle hätte oder es willentlich abstellen kann. Folge: Man weiß noch, dass man etwas getan hat, aber der Gedanke »war kurz weg«.

Der präfrontale Cortex ist also der Geschäftsführer im Gehirn. Auf gut Neudeutsch heißt das heute ja CEO. Der CEO sieht das große Ganze im Unternehmen, trifft Entscheidungen über Strategien und Prioritäten. Damit das alles auch wirklich in die Tat umgesetzt wird, braucht er einen COO. Einen »Chief Operating Officer«. So einen COO gibt es auch im Hirnkasten. Dort heißt das System »Basalganglien«.

Damit der Laden läuft: Basalganglien und Striatum

Die Basalganglien sind kein einzelnes Organ, sondern ein ganzes Geflecht von einzelnen Regionen, die alle tief im Gehirn liegen. Deren Namen auf Medizinerdeutsch ersparen wir Ihnen, sonst fliegt dieses Buch an die Wand. Nur die Eingangspforte, die sollten Sie kennen. Das ist das Striatum. Denn es spielt, neben dem präfrontalen Cortex, eine Schlüsselrolle bei ADHS.

Alle Informationen des präfrontalen Cortex (also des Hirn-Geschäftsführers) laufen direkt zum Striatum, also dem »Chief Operating Officer«. In der Arbeitswelt würde der Chef so einem COO kündigen, denn beim ADHSler tut er, was er will. Selbst wenn der Boss (der präfrontale

Cortex) »Action« befielt, heißt das noch lange nicht, dass das Striatum auch tätig wird. Es entscheidet: »Starte ich jetzt eine Aktion oder nicht?« Wenn ja, geht es im restlichen Basalganglien-Geflecht weiter. Wenn nein, versackt jegliches Kommando.

Aktionen starten, stoppen und regulieren – sowohl Bewegungen als auch Gedanken, Emotionen und Aufmerksamkeit. Das Striatum ist der Wächter über »An oder Aus«, »machen oder sein lassen«. Sie ahnen es: Bei ADHS springt »An« bzw. »Go« zu schnell an. Oder eben gar nicht.

Deshalb fallen bei einer Unterhaltung ADHSler anderen auch so oft ins Wort. Die Basalganglien feuern: »Raus damit.« Das »Lass-es-sein-Signal« kommt im Gegensatz dazu viel zu schwach und viel zu spät. Diese Impulsivität betrifft Emotionen und auch Bewegungen. Beides ist für ADHSler

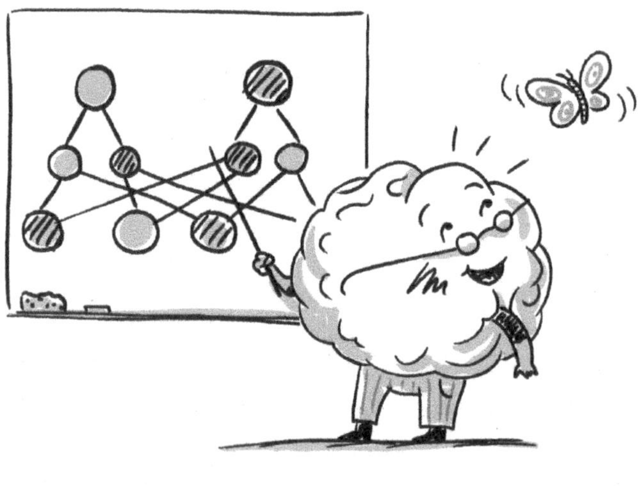

ebenso wenig über den Verstand zu regulieren. Deshalb ist das Kommando: »Sitz doch endlich mal still« einfach völlig sinnlos. Wenn das Striatum bockt, dann bockt es.

So erklärt sich auch ein an sich rätselhaftes Phänomen: Manchmal können ADHSler sich nicht mal zu Dingen aufraffen, die ihnen eigentlich Spaß machen. Der Grund: Das Startsignal des Striatum fehlt. Der COO streikt. Das Wissen »macht ja Spaß« (das ist der Job des präfrontalen Cortex) ist zwar da, aber der An-Schalter rührt sich nicht. Die Ermahnung »nun mach doch wenigstens XYZ, das macht dir doch sonst auch Spaß! Lass dich nicht so hängen, komm doch mal in die Puschen!« bringt nichts. Sie können auch nicht Auto fahren, wenn die Zündung nicht anspringt.

Ein stockendes Striatum ist übrigens auch der Grund, warum ADHSler häufig zu spät kommen. Sie nehmen die Zukunft nicht linear wahr. In ihrem Kopf gibt es nur »jetzt« und alles andere. Also »nicht jetzt«. Alles, was »nicht jetzt« ist, fühlt sich weit weg und unkonkret an. Hat ein ADHSler einen Termin, sagen wir, um 15.00 Uhr, behandelt er ihn, als hätte er noch unendlich viel Puffer. Es ist ja »nicht jetzt«. Und auf einmal ist es 14:55 Uhr.

Bühne frei: ADHS als Theaterstück

Eines der zentralen Informations-Schmiermittel im Gehirn ist das Dopamin, das ist ein Nervenbotenstoff. Wir kommen gleich noch mal darauf zurück. Fehlt es, kann der präfrontale Cortex rumnölen, so viel er will – das Striatum springt nicht an. Die Besonderheit beim ADHS: Mal ist das Dopamin da, manchmal eben nicht.

Als Theaterstück würde das so ablaufen:

Chef (präfrontaler Cortex, PFC) sitzt am Schreibtisch. Dicke Aktenberge vor sich.

PFC: »Du, Striatum: Wir müssen dringend mit den Hausaufgaben anfangen. Es ist schon später Nachmittag und morgen ist Deadline.«

Striatum lehnt entspannt gegen einen Apparat aus Zahnrädern. Dieser steht still. Striatum inspiziert die Zahnräder, ruckelt an einem herum.

»Chef, das Dopamin, das Schmiermittel fehlt. Da geht nix, das klemmt.«

PFC (ungeduldig): »Herrgott, es ist aber vernünftig, jetzt loszulegen, und du machst hier wieder einen auf Ego.«

Striatum schaut gelangweilt in die Luft. »Voll öde.«

PFC schmeichelt und lockt: »Komm schon! Am Jahresende gibt es dafür auch gute Noten!«

Striatum: »Jahresende? Das ist ja irgendwann. Voll öde!«

PFC: »Kapierst du nicht, dass uns die Zeit wegläuft? Wir schaffen das sonst nicht, das sind ziemlich viele Aufgaben!«

Striatum (theatralisch): »Ach Chef, was ist schon Zeit? Verweile doch, du bist so schön, wusste schon der alte Goethe. Zeit ist ein soziales Konstrukt, das …. ach! Goethe. Der war aus Frankfurt, oder? Wie viele Wolkenkratzer hat Frankfurt eigentlich jetzt? Muss ich gleich mal googeln …«

PFC: »Halt endlich den Rand! Du hast keine Ahnung davon, was Zeit ist. Dreimal hast du das jetzt schon verpatzt mit dem Schulbus! Dreimal hintereinander. Und immer rennst du auf einmal wo ganz anders hin!«

Das Handy brummt, offenbar ist jemand auf Discord online. Sofort wird Striatum putzmunter.

»Da muss ich ran! Ich bin online kurz davor, Zombo99 aus dem Rennen zu kegeln, das geht zackzack und ich bin König.«

Das Schmiermaterial Dopamin fließt in Strömen, die Zahnräder springen an, die Basalganglien laufen auf Hochtouren.

PFC ist verzweifelt: »Haaaaaaalt! Das ist jetzt echt nicht dran. Manno! So werden wir nie fertig!«

Das Striatum hört gar nicht mehr hin, zockt mit allen Sinnen und badet im Erfolg des Sieges und damit im Dopamin. Die restlichen Basalganglien stehen am Spielfeldrand und applaudieren.

PFC: »Und dir ist es jetzt echt lieber, jetzt zu zocken, als am Ende des Jahres gute Noten zu kassieren?«

Striatum (schaut gar nicht auf): »Genau.«

Gefrustet verlässt PFC die Bühne und murmelt: »Immer dasselbe. Das geht echt nicht gut. Am liebsten würde ich den Kerl feuern.«

Wenn wir Ihnen jetzt ein Lächeln ins Gesicht zaubern konnten, freut uns das. Leider müssen wir das auch wieder gefrieren lassen. Denn wer meint, der Besitzer eines solchen Hirnkastens wäre ein tiefenentspannter, zeitvergessener Happy-Zocker, irrt gewaltig. In ihm tobt es. Mit jedem Online-Strike fleht es in ihm: »Bitte mach, dass ich mich endlich konzentrieren kann. Bitte mach, dass ich endlich Mathe verstehe, bitte mach, dass ich den Aufsatz fertig bekomme …« Was eigentlich passiert, aber unbewusst: Die Betroffenen versuchen, über kurzfristige Belohnungen (wie etwa beim Zocken) die Dopaminpumpe anzuwerfen.

Sofern Sie diesen inneren Kampf nicht selbst kennen, nehmen Sie bitte mit: Es ist nicht so, dass die Betroffenen nicht wüssten, dass sie Aufgaben zu erledigen haben. Im Gegenteil quält sie der Gedanke, damit nicht beginnen zu können. Pflichtvergessenheit ist das nicht und Ermahnungen à la: »Hast du schon wieder völlig vergessen, dass …?« laufen ins Leere und verstärken diese innere Anspannung nur noch weiter. Das Thema permanente Anspannung ist auch wichtig beim Thema Suchtentstehung, deshalb bitte gut merken. Auch dazu später mehr.

Unsere Hirnchemie: Nervenbotenstoffe

Vorab: Ja, das ist jetzt echt schiere Wissenschaft. Aber wir verpacken sie für Sie leicht verdaulich, versprochen. Es ist wichtig, dass Sie die Neurobiologie von ADHS verstehen. Nur dann durchblickt man, wie ADHS-Medikamente wirken – und warum bestimmte Behandlungen besser greifen als andere.

Außerdem können Sie später auch sehr schnell erkennen, wenn Ihnen jemand Blödsinn über ADHS erzählt bzw. ob bestimmte Dinge Sinn ergeben oder auch nicht. Sie müssen zu Ihrem eigenen Experten werden, denn »da draußen« gibt es gerade zum Thema ADHS und Sucht nur, hmmm,

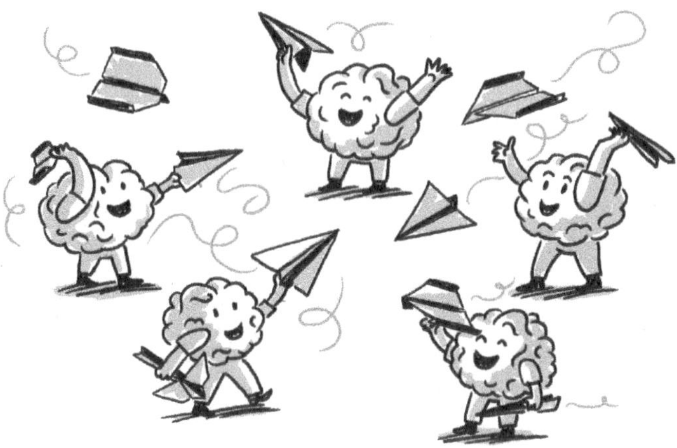

sagen wir, eine überschaubare Anzahl von Therapeuten, die sich damit auskennen. Legen wir los.

Wunderwerk Gehirn

Unser Gehirn besteht aus etwa 170 Milliarden Nervensträngen. Nein, das ist kein Schreibfehler. Die Hälfte etwa bilden das hirneigene Stütz- und Verteidigungssystem (die Gliazellen), die andere Hälfte ist für die Informationsarbeit zuständig. Das sind die Neuronen.

Nerven sind keine durchgehenden Stränge. Gäbe es nur Info-Direktverbindungen durch den Körper (»Gehirn an Daumen«, »Gehirn an kleinen rechten Zeh«, »Gehirn an linkes Knie« etc.), wäre der dazu nötige Nervenkabelbaum wohl so dick wie eine 1000-jährige Eiche – und wir entsprechend breit. Eher unpraktisch.

Die Natur hat hierfür eine sehr platzsparende Lösung erfunden. Nerven haben immer nur eine bestimmte Länge. Das Nervende verzweigt sich wie ein Ast. So entstehen aus einem Nerv ganz viele Enden. Diese können sich mit anderen Nervenden chemisch verkoppeln. Zwischen ihnen und ihrem unmittelbaren Nerv-Nachbarn klafft ein winziger Spalt, so klein, dass man ihn mit bloßem Auge nicht mal erkennt. Diesen Spalt nennt man Synapse. Knapp eine Billiarde (das ist wieder kein Schreibfehler) Synapsen hat allein unser Gehirn.

Die chemischen Kuriere: Nervenbotenstoffe

Informationen laufen in den Nerven wie in einem Stromkabel. Durch den Nerv sausen winzige elektrische Spannungen. Am Nervenende angelangt, muss dieser elektrische Impuls den Spalt zum nächsten Nerv überwinden. Anders können die Information nicht weiterfließen.

Stellen Sie sich die Situation am Nervenende bildlich so vor: Da steht ein Kurier an einer Kaimauer, seine Info muss ans andere Ufer. Deshalb braucht er einen Fährmann. Genau diesen Fährmannsjob übernehmen Nervenbotenstoffe, auch Neurotransmitter genannt.

Sie sind die Informations-Transportschiffchen im kleinen Spalt zwischen zwei Nervenzellen. Gelangt ein elektrischer Impuls ans Ende einer Nervenzelle, kickt er einen Neurotransmitter los. Dieser schwimmt durch den Nervenzwischenspalt, dockt am nächsten Nerv wieder an und lädt dort seine Information ab. Diese flitzt dann im nächsten Nerv elektrisch weiter. Diese Information kann lauten »Achtung, Gefahr!« oder auch »alles cool, entspannt euch, Jungs«. Da jeder Nerv durch seine Verästelung am Ende enorm viele Nachbarn hat, entsteht so ein ganzes Informationsnetzwerk.

Natürlich muss der Körper dieses chemische Kuriersystem straff organisieren. Würden knapp 100 verschiedene Nervenbotenstoffe in unserem System unkontrolliert aktiv sein, bräche das schiere Chaos aus. Wenn sie nicht gebraucht werden, parken die Nervenbotenstoffe in Zellen am Ende eines Nervenstrangs. Extra für sie gibt es bestimmte Transportmoleküle, die sie sicher in das Nerveninnere geleiten.

Erst wenn ein Neurotransmitter loslegen soll, darf er seinen Parkplatz verlassen und im Spalt zwischen den Nerven schwimmen. Er dockt am nächsten Nerv an und übermittelt so seine Information. Damit stellt der Körper sicher, dass nur die Botenstoffe auf Reise gehen, die gerade gebraucht werden. Nervenbotenstoffe sind im Idealfall immer in einer ausgewogenen Mischung unterwegs.

Jeder dieser chemischen Kuriere hat nicht nur seinen reservierten Parkplatz im Nerv. Hat er ihn verlassen und wandert durch den Nervenzwischenspalt, wartet auf der anderen Seite auch eine ganz spezielle Andockstelle auf ihn, der Rezeptor. Man kann sich diesen vorstellen wie einen speziellen Liegeplatz im Hafen. Jeder Nervenbotenstoff hat seine eigene Andockstelle, seinen Rezeptor, an den nur er passt.

Dreh- und Angelpunkt des ADHS ist der Nervenbotenstoff Dopamin, der Schmierstoff, der die Kommunikation der einzelnen Hirnregionen untereinander regelt. Früher hielt man ihn sogar für den einzigen Nervenbotenstoff, der bei ADHS eine Rolle spielt. Heute weiß man, es sind durchaus auch noch andere. Diese sind beispielsweise für den Dauerstress zuständig, unter dem ADHSler ständig stehen. Schauen wir uns diese mal etwas genauer an.

Dopamin: mehr als Belohnung

Ein Nervenbotenstoff der Königsklasse ist ohne Frage Dopamin. Forscher meinen, ohne ihn hätten sich Mensch und Tier niemals entwickeln können. So wichtig ist er. Das versteht man sofort, schaut man sich an, wofür er im Gehirn sorgt. Dopamin ist unser Motor.

Dopamin motiviert uns (»das mach ich jetzt / das probiere ich jetzt / das erledige ich jetzt«). Es bringt uns also vom Sofa runter. Der Grund: Hinter dem erledigten Job steht eine Belohnung (findet das Dopamin). »Job erledigt / was Neues erkundet / interessante Dinge gelernt.«

Apropos Lernen: Ohne Dopamin funktioniert auch das nicht. Hapert es bei diesem Nervenbotenstoff, kann man sich nichts länger als ein paar Sekunden merken. Das Erlernte wandert nicht ins Langzeitgedächtnis, es wird wieder gelöscht.

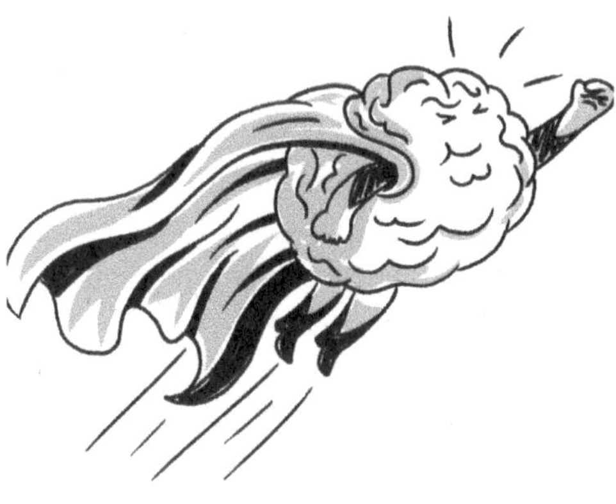

Erinnern Sie sich an die Piña Colada, die Lisa beim Lernen half? Wir sind schon am Punkt: Alkohol »quetscht« Dopamin aus den Zellen, deshalb blieben die Prüfungsfragen auch sofort hängen. An diesem Punkt wird der Zusammenhang zwischen Sucht und ADHS deutlich, denn genau mit den drei Punkten (Motivation, Belohnungssystem, Lernen) haben ADHSler ihre Probleme.

Kurzum: ADHS hat in mikroskopisch kleinen Nervenzwischenräumen seine Wurzel. Also diesem winzigen Spalt zwischen zwei Nervenenden. Dort ist zu wenig Dopamin, deshalb ruckelt der Info-Transport.

Nun gäbe es drei Möglichkeiten für den Dopaminmangel im Nervenspalt

1. Dopamin wird aus dem Nervenzwischenraum zu schnell wieder in den einzelnen Nerv zurückgeschleust. Sie erinnern sich: Dafür gibt es spezielle Transportsysteme. Forscher vermuten heute: Bei ADHSlern sind diese Rücktransportsysteme überaktiv. Sie räumen den Nervenzwischenraum viel zu radikal. Sprich: Sie schleusen zu schnell zu viel Dopamin wieder zurück auf den Nervenparkplatz. Das Dopamin kann aber nur in der Synapse, also dem Zwischenraum wirken. Auf Parkposition döst es nur vor sich hin.
2. Dopamin kommt nicht zuverlässig wieder in den Nervenzwischenspalt zurück, um dort wirken und Signale weitergeben zu können. Für den Rauswurf aus dem Nervenparkplatz ist aber nicht das übereifrige Hinein-Transportsystem gefragt. Das läuft über seine Kollegen. Diese schubsen Dopamin aus der Nervenzelle hinaus.

Diese Raus-Transporter sind beim ADHSler ziemlich unzuverlässige Gesellen. Wenn sie nicht wollen, dann wollen sie nicht. Selbst wenn unsere Verstandeszentrale (der präfrontale Cortex) etwas anordnet (Achtung! Konzentration! Aufmerksamkeit bitte!), dann lehnen diese Arbeiter sich gelegentlich gelangweilt auf den Schaufelstiel, glotzen den Chef dümmlich an und bewegen sich keinen Millimeter. Daran ändert auch eine gepfefferte Moralpredigt nichts.

3. Es ist schlicht und ergreifend insgesamt zu wenig Dopamin im Körper. Weil die Produktion nicht rundläuft. Wir kommen darauf noch einmal zurück.

Fazit bis hier: Dopamin verschwindet beim ADSHler zu schnell aus dem Nervenzwischenraum, kommt zu unregelmäßig und zu wenig wieder dorthin zurück oder ist gar nicht vorhanden.

Noradrenalin: der Steuermann

Dopamin hat einen biochemischen Kumpel: das Noradrenalin. Genauer gesagt entsteht Noradrenalin sogar aus Dopamin und ist ebenfalls ein Nervenbotenstoff. Häufig nennt man Noradrenalin auch »Stressbotenstoff«, was nicht ganz richtig ist.

Wie immer kommt es auf die Dosis an und auf die Balance mit anderen Neurotransmittern. In der richtigen Menge regelt Noradrenalin Aufmerksamkeit, Wachsamkeit und

Fokus. Damit ist Noradrenalin auch der Wächter darüber, welche Reize im präfrontalen Cortex überhaupt wahrgenommen und verarbeitet werden.

Zwischenstopp: Unterschied zwischen Dopamin und Noradrenalin

	Dopamin	**Noradrenalin**
Funktion	Motivation, Belohnung, Lernen, motorische Steuerung	Aufmerksamkeit, Wachheit, Stressregulation, Fokus
Akute Wirkung	Signal »das macht Spaß / das will ich« → verstärkt Verhalten	Signal »Achtung, wichtig« → lenkt Aufmerksamkeit und Fokus
Rolle im präfrontalen Cortex (PFC)	verstärkt Motivation, Handlungsbereitschaft, Exekutivfunktionen	stabilisiert Arbeitsgedächtnis und Aufmerksamkeitsnetzwerke (über α2A-Rezeptoren)
Rolle im Striatum	Steuerung von Belohnung & Gewohnheiten	Modulation der Erregbarkeit, Stress- und Handlungsbereitschaft
Bei ADHS	zu wenig vorhanden	zu geringer Spiegel im präfrontalen Cortex → Netzwerke instabil, Fokus bricht ab
Typische Symptome bei Dysbalance	Motivationsprobleme, Antriebsarmut, Belohnungsaufschub kaum möglich	Ablenkbarkeit, Aufmerksamkeitsstörungen, Stressüberempfindlichkeit

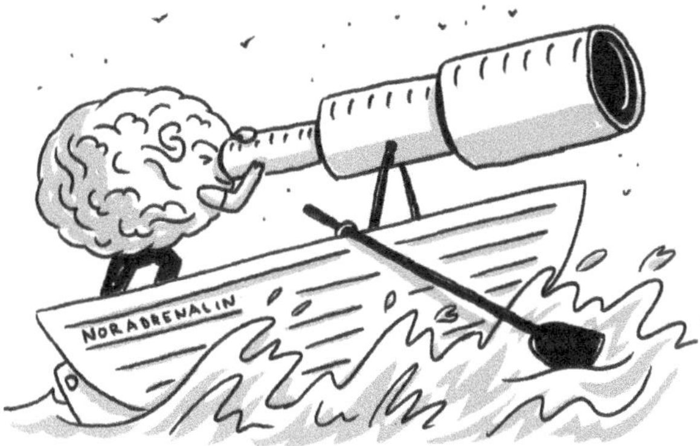

Dopamin ist die »Das macht Spaß«-Substanz. Noradrenalin ist die »Das merk ich mir«-Substanz. Wenn die Substanzen »Das macht Spaß« und »Das merk ich mir« zusammen in die Schule gehen, kommt ein Spitzenschüler raus. Fehlt eine der Substanzen, wird es schwierig. Bei ADHS fehlen beide.

Noradrenalin ist die zweite Achillesferse bei ADHS. Anders als beim Dopamin fehlt Noradrenalin aber vor allem im präfrontalen Cortex – und zwar immer. Salopp gesagt ist der Geschäftsführer unseres Gehirnes damit schlicht unterausgestattet. Schwierig für ein Schiff, wenn der Steuermann sich leicht ablenken lässt, Stress nun überhaupt nicht verträgt und bei mehr als drei Sachen gleichzeitig komplett kollabiert.

Konsequent zu Ende gedacht, stolpert man zunächst über einen scheinbaren Widerspruch. ADHSler haben zu wenig vom sogenannten »Stressbotenstoff« Noradrenalin – und trotzdem fühlen sie sich dauerhaft gestresst. Der Grund: Noradrenalin schaltet den Aufmerksamkeitsfilter im Gehirn an. Bleibt der aus, prasseln alle Reize auf einmal hinein. Sofern Sie das nicht selbst kennen, stellen Sie sich folgende Szene vor:

Ein ADHSler sitzt im Restaurant. Das Gegenüber spricht. Im Hintergrund läuft Musik, Besteck klirrt. Ein Kellner kommt aus der Küche. Es duftet. Hängt das Noradrenalin im Keller, ist für das ADHS-Hirn das klappernde Besteck am Nachbarstisch genauso wichtig wie das, was der eigene Gesprächspartner sagt. Gerüche, Farben, Geräusche – alles prasselt mit der Priorität »wichtig« ins ADHS-Hirn hinein. Ungefiltert. Megaanstrengend, gelinde gesagt.

Möchten Sie mal hören, wie sich das anhört? In diesem Reel können Sie es. Sollten Sie meinen: »Das ist doch völlig normal«, ist das mehr als nur ein Hinweis. Das ist dann der Dampfhammer.

Immer wenn ich vom Noradrenalin-Filter schreibe, fällt mir die Autofahrt von Hamburg nach Griechenland ein, mit unseren damals noch kleinen Kindern. Ich hätte die Fahrt ohne meinen funktionierenden Filter nicht überlebt, glaube ich. 48 Stunden in einem VW-Bus ohne Lautsprecher hinten. »TröRöööö« von Benjamin Blümchen und »HexHex« von Bibi Blocksberg mussten also auf Maximal-Lautstärke laufen, damit die Kids das hinten hören konnten. Dabei konzentriert Auto fahren. So muss die Definition von Folterkammer für einen ADHSler lauten.

Für ADHSler läuft so der ganze Tag. Dann braucht es nur noch eine Kleinigkeit und das Adrenalin springt an. Davon haben Sie schon gehört: Das ist der Nervenbotenstoff, der dafür sorgte, dass unsere Urahnen bei drei auf den Bäumen saßen, wenn der Säbelzahntiger sie frühstücken wollte. Adrenalin versetzt uns in den »Fight or Flight«-Modus. Zuschlagen oder abhauen. Auf jeden Fall maximale Alarmstufe. Ist der Schreck vorbei, reguliert sich das schnell wieder, der Adrenalinspiegel sinkt. Nicht so bei ADHSlern. Bei ihnen funktioniert dieses Herunterregeln nicht oder nur sehr zeitversetzt. Sie bleiben im »Fight or Flight«-Modus, auch wenn der gar nicht mehr nötig ist.

Die Folgen: Innere Unruhe hält lange an, auch nach scheinbar kleinen Reizen. Jede Kleinigkeit kann ins Chaos kippen, weil sich das System immer weiter aufschaukelt. Und: Stressreaktionen, die nicht rechtzeitig abklingen, stören das Einschlafen. Ein Riesenproblem bei ADHS.

Cortisol: Narben im Gehirn

Ein Adrenalinspiegel im Höhenflug zieht einen anderen Stressbotenstoff mit nach oben: das Cortisol. Eigentlich beim Thema »zuschlagen oder abhauen« eine gute Sache, denn Cortisol sorgt unter anderem dafür, dass dem Körper dafür genügend Energie zur Verfügung steht – und dass kompliziertere Hirnfunktionen abgeschaltet werden, damit man sich aufs Prügeln oder Rennen konzentrieren kann. Das ist der Grund, warum Bundesligaspieler niemals während des Spiels eine Matheaufgabe lösen könnten. Auch wer Prüfungsangst hat, kennt es: Bestenfalls lässt sich noch auswendig Gelerntes hervorbringen – selber Denken geht nicht. Das Cortisol blockiert das.

ADHSler laufen ständig mit zu hohem Cortisol durch den Alltag. Die Folgen von Dauerstress zeigen sich schon im Kindesalter. Zwölfjährige mit ADHS haben bereits 20 000 Ermahnungen mehr allein in der Schule erhalten als Gleichaltrige. Hinzu kommen noch die im Elternhaus. Jede einzelne Ermahnung bedeutet Mikrostress. Vor allem für ein Hirn, das weiß: »Sie haben ja recht, ich muss mich mehr anstrengen. Nur wie?« Und dazu kommen noch allgemein negative Rückmeldungen, Misserfolge, soziale Ausgrenzung, Versagensgefühle. Ein Emotionscocktail, den man wirklich dem ärgsten Feind nicht wünscht. Das hinterlässt sichtbare Spuren im Gehirn. Ein ständig zu hoher Cortisolspiegel verändert gerade die Hirnstrukturen, die bei ADHS ohnehin nicht ganz rundlaufen. Das kann man in speziellen Aufnahmen sogar sehen. So wird der sogenannte Hippocampus kleiner, eine Hirnregion, die für Gedächtnis, Lernen im Kontext und die Emotionsregulation zuständig ist.

Ständig zu hohes Cortisol versetzt auch die sogenannte Amygdala in höchste Alarmbereitschaft. Das ist ein kleiner, aber wichtiger Hirnabschnitt, der für unsere Gefühle zuständig ist. Dauercortisol lässt die Amygdala größer werden und biochemisch geradezu zappeln. Die Folge: Der Betroffene lebt in ständiger Angst, selbst kleinste Stressreize können sich bis hin zu einer Panikattacke ausweiten. Emotionale Überreaktionen sind an der Tagesordnung.

Auch der präfrontale Cortex leidet unter zu viel Cortisol. In speziellen Aufnahmen sieht man: Die PFC-Außenschichten von Kindern, die beispielsweise Mobbing zum Opfer fielen, sind deutlich dünner als normal. Dasselbe gilt für ADHS-Kinder. Die Folge: schlechtere Impulskontrolle, das Selbstwertgefühl sinkt ins Bodenlose, Planung geht den Bach runter. Das sind alles Herausforderungen, die ADHSler ohnehin schon schwer meistern können. Und dann kommt das Cortisol und macht alles noch schlimmer.

Zu schlechter Letzt schadet zu viel Cortisol auch noch ausgerechnet dem Dopaminsystem. Ständige Frusterlebnisse im Alltag – von Forschern »negative Feedbackschleifen« genannt – drücken die Dopaminaktivität im Striatum noch weiter zu Boden. Zur Erinnerung. Das Striatum ist der Chief Operating Officer im Hirnkasten. Der muss dafür sorgen, dass der Laden läuft.

Bei Kindern führt das ganz schnell zu (noch) weniger Motivation, Neues auszuprobieren – und zu Lernblockaden durch fehlende positive Verstärkung. Auf gut Deutsch: Hier wird das ohnehin wackelige Belohnungssystem eines ADHSlers endgültig in Schutt und Asche gelegt.

Der Dauerstress eines ADHSlers hinterlässt im Gehirn also tatsächlich so etwas wie Narben. Einige Hirnteile verändern ihre Struktur, ihre Funktion und auch die einzelnen

Nervenbotenstoffe geraten (noch) weiter dauerhaft durcheinander. Diese Narben ähneln denen, die man von Traumapatienten kennt. Also beispielsweise Kriegsveteranen oder Gewaltopfern. Forscher meinen, dass diese vielen kleinen Verletzungen, die ein ADHSler so im Laufe des Lebens erleidet, sich aufsummieren und wirken wie eben eine solche »große« Verletzung durch ein einmaliges Erlebnis.

Die Auswirkungen jedenfalls sind dieselben. Viele Erkenntnisse, die wir heute über ADHS haben, stammen eigentlich aus der Traumaforschung. Die Folgen scheinen fast identisch zu sein.

ADHSler haben also ständig zu viel Cortisol im Blut. Mit einer Ausnahme: Am Morgen haben sie sogar zu wenig davon. Normalerweise folgt Cortisol einem typischen Tagesrhythmus. Am frühen Morgen ist der Cortisolspiegel am höchsten, damit wir frisch und ausgeruht in den Tag starten können. Bei Menschen mit ADHS ist er morgens viel zu niedrig. Deshalb kommen sie nur sehr schwer in Gang. Ist Ihr Kind betroffen, denken Sie das nächste Mal dran, wenn Sie es mit allen Mitteln aus dem Bett werfen wollen. Beginnen Sie den Tag nicht gleich mit Schimpfen. Denken Sie an die Mikrotraumata und seien Sie nett zu Ihrem Nachwuchs, auch wenn gleich der Schulbus fährt.

Fazit also bislang: ADHSler stehen eigentlich ständig unter – biochemischem – Strom. Stress bestimmt ihr Leben, auch wenn »objektiv« eigentlich gar nichts los ist. Ihr Kopf funkt trotzdem ohne Unterlass. Da wäre ja mal eine Portion Entspannung echt nett.

GABA: Ein bisschen Entspannung wäre nett

Auch für Ruhe und Entspannung gibt es einen speziellen Nervenbotenstoff. Der Meister der Ruhe heißt GABA. Das ist eine Abkürzung und steht für »Gamma-Aminobutyric Acid«. Brauchen Sie sich aber nicht zu merken – GABA reicht völlig. GABA schaltet die Welt von Dur auf Moll. Auch wenn Sie von diesem Botenstoff noch nie gehört haben: Er ist einer der Wichtigsten, die wir überhaupt haben. Ohne ihn könnten die Muskeln sich nicht entspannen, würde der Geist nicht zur Ruhe kommen, würde der Körper schlicht nicht wissen, wann er aufhören soll. Kurz: GABA fährt den Aktionsmodus nach unten.

Dabei ist GABA kein Exot im Nervensystem. Im Gegenteil: Es ist der häufigste hemmende Botenstoff des Gehirns überhaupt. Fast jeder dritte Nervenknoten im Gehirn arbeitet mit GABA. Das macht GABA zum wichtigsten

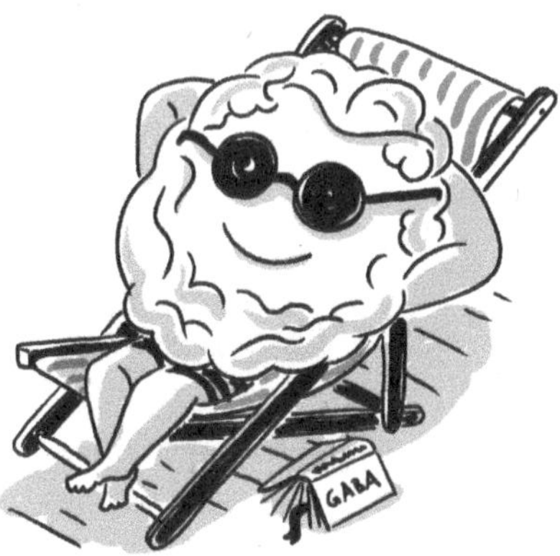

»Bremssystem«, das wir haben. GABA funktioniert wie alle anderen Nervenbotenstoffe auch: Es hat seinen speziellen Andockplatz am Nerv, also seinen persönlichen Hafen, und verbreitet von dort die Botschaft »Entspannung« über eigene Netzwerke im Gehirn. Wenn GABA andockt, wird die Zelle ruhiger. Buchstäblich. Die elektrische Aktivität sinkt, die Erregung lässt nach, der neuronale Lärm ebbt ab. In einem perfekten Leben wäre es so: Der Tag fordert, GABA bremst, die Nacht gehört der Stille.

Bei ADHS kommt diese Entspannungsbotschaft offenbar nicht ganz so zuverlässig an. Die neuronale Bremse reagiert schwächer – oder zu langsam oder zu selten. Das ist kein Versagen des Willens, keine schlechte Angewohnheit, kein Charakterfehler. Es ist Biochemie. Das Andocken klappt, aber der Effekt verpufft schneller, als er sollte. Im Alltag merkt man das in Momenten, in denen das Gehirn einfach nicht in den Leerlauf schalten will: Man liegt im Bett, es ist Mitternacht, morgen früh ist ein wichtiger Termin – und das Kopfkino läuft auf Hochtouren. Gedanken über Gedanken. Pläne, Grübeleien, plötzlich eingefallene To-dos von vor drei Wochen. Das GABA-System würde das alles gerne abwürgen. Es kommt nur nicht richtig zum Zug.

Das hat auch körperliche Konsequenzen. Muskeln, die nicht richtig entspannen können, sorgen für Verspannungen, für das Gefühl innerer Anspannung, manchmal für eine unterschwellige Nervosität, die schwer in Worte zu fassen ist. Man ist müde – aber nicht entspannt. Man will runterfahren – aber irgendetwas im System lässt das nicht zu. Wer das kennt, kennt vielleicht auch die merkwürdige Erschöpfung des ADHSlers: ausgelaugt, aber nicht still.

Interessant ist übrigens, dass viele Substanzen, zu denen Menschen mit Anspannung und Schlafproblemen häufig greifen, genau an diesem GABA-System ansetzen. Alkohol zum Beispiel verstärkt die Wirkung von GABA – weshalb er kurzfristig entspannend wirkt und das Gedankenkarussell bremst. Das macht ihn für manche ADHSler, die ihre neurobiologischen Eigenarten nicht kennen, zu einer verführerischen Selbstmedikation. Mit allen bekannten Folgen. Ähnliches gilt für Beruhigungsmittel aus der Gruppe der Benzodiazepine – auch die wirken über GABA. Was erklärt, warum sie kurzfristig so wunderbar helfen. Und warum sie langfristig so problematisch sind.

Jetzt wird's wild: Glutamat

Jetzt werfen wir noch einen weiteren Nervenbotenstoff in die Suppe und versalzen sie damit endgültig. Die Rede ist vom Glutamat. Vielleicht stutzen Sie jetzt. Gemeint ist aber nicht der Lebensmittelzusatz, sondern ein Nervenbotenstoff, der genauso heißt. Das Glutamat in unserem Hirnkasten steht für »Achtung! Aufpassen! Hinhören!« – jedenfalls, wenn nicht zu viel davon da ist und vor allem auch genügend GABA, sein Gegenspieler. Glutamat und GABA sind wie eine Waage. Im Gleichgewicht ist alles ausbalanciert und fein, überwiegt jedoch Glutamat, wird es unangenehm. Man fühlt sich angespannt, nervös, die

Gedanken kreisen, die Konzentration sinkt deutlich. Der Kopf dröhnt. Nicht wirklich genau das, was ein ADHSler zusätzlich bräuchte. Aber genau das passiert bei ihm. Forschungen haben gezeigt, dass viele ADHSler nicht nur damit kämpfen, zu wenig Dopamin, Noradrenalin und GABA zu haben – sie »schwimmen« auch noch in Glutamat.

Serotonin: beim ADHS-Konzert nur die zweite Geige

Serotonin ist fast so bekannt wie sein Glücksbruder Dopamin. Deshalb betrachten wir auch diesen Neurotransmitter. Die gute Nachricht: endlich ein Nervenbotenstoff, der keine Riesenrolle im ADHS-Konzert spielt, eher die zweite Geige. Serotonin bestimmt nicht die Kernsymptome, aber es färbt die Musik. Serotonin moduliert Gefühle und Emotionen. Tatsächlich leiden viele ADHSler auch unter Depressionen oder Angsterkrankungen. Forscher meinen aber, dies käme erst später hinzu, eben unter anderem durch die ständigen emotionalen »Tritte ins Kreuz«.

Erst wenn solche Nebendiagnosen stehen, kommen deshalb auch Antidepressiva bei ADHS zum Einsatz. Sie ändern aber nichts an den eigentlichen ADHS-Symptomen. Sie können sogar mehr schaden als nutzen. Dazu später noch mehr im Kapitel zu den Medikamenten. Fakt ist aber: Gerade Frauen werden oft jahrelang – vergeblich – auf Depressionen behandelt, bis dann endlich irgendjemand die

Idee hat, sie auf ADHS zu testen, und damit den Weg zu einer erfolgreichen Therapie frei macht.

ADHS ist wie eine Schachtel Pralinen

Die Diagnose »ADHS« ist ungefähr so präzise wie »er hat was mit dem Herzen«. Es sind so viele Faktoren im Spiel, dass es das ADHS nicht gibt. Einzelne Hirnregionen, die mal besser, mal schlechter anspringen, die Nervenbotenstoff-Systeme, die mal lahmen oder auch sehr flott sein können. ADHS hat viele Facetten, viele Ausprägungen. Was Profis intuitiv schon lange wissen, haben erst vor Kurzem Forscher erstmals beweisen können.

2026 schauten Forscher der Sichuan University bei fast 2000 ADHS-Kindern mittels MRT ins Gehirn, um herauszufinden, welche Regionen wie miteinander verdrahtet sind. Kein Fragebogen, kein »zappelt er oder zappelt er nicht«. Einfach: rein ins Gehirn, Daten raus. Das Ergebnis landete in JAMA Psychiatry und war so klar, dass man sich fragt, warum das niemand früher gemacht hat: Es gibt drei neurologisch völlig verschiedene ADHS-Typen. Einer mit emotionalem Dauerfeuer obendrauf. Einer, der vor allem körperlich nicht stillhalten kann. Und einer, der nach außen fast unauffällig wirkt – während innen die Gedanken lautlos verschwinden wie Socken in der Waschmaschine. Und das Entscheidende: Alle drei sprechen anders auf Medikamente an.

Genau deshalb spricht man auch von einer »Spektrum-Erkrankung.« ADHS gibt es »von bis«. Frei nach Forrest

Gump: »ADHS ist wie eine Schachtel Pralinen – du weißt nie, was du bekommst.«

Zappelphilipp oder Träumerliese: das geheimnisvolle H

So ist das auch mit dem ADS und dem ADHS. Das eine ist das Aufmerksamkeits-Defizit-Syndrom und das andere das Aufmerksamkeits-Defizit-Hyperaktivitäts-Syndrom. In die erste Kategorie fallen die »Träumerliesen«. Sie stören zwar nicht im Unterricht, nehmen aber auch nicht wirklich teil. Eher starren sie aus dem Fenster.

Die zweite Kategorie bilden die stereotypischen Zappelphilippe, die nie ruhig sitzen können. Grundsätzlich ähneln sich bei beiden die Ursachen, sie liegen in denselben Hirnregionen und Nervenbotenstoffen. Der Unterschied: Die ADSler haben größere Probleme mit dem Dopamin und Noradrenalin im präfrontalen Cortex, das bringt Schwierigkeiten mit dem Fokus, der Motivation und der mentalen Energie. Ihre Motorik-Netzwerke sind nicht aktiv, also entlädt sich Anspannung auch nicht über Bewegung. Bei ihnen blitzt auch das »Default-Netzwerk« schneller in das Tagesgeschehen – auf Deutsch: Sie driften schnell gedanklich weg.

Die ADHSler haben im Gegensatz zu ihren Genossen stärkere Probleme im Striatum. (Das heißt, der »Chief Operating Officer« ist unzuverlässig.) Grund ist auch hier eine äußerst wackelige Dopaminversorgung, die die Zappelphilippe über Bewegung versuchen auszugleichen. Sport und

Bewegung ist eine Dopaminpumpe, deshalb werfen sie sie an. Unbewusst. Und: Sie lassen so ihren Druck ab.

Mit den Bezeichnungen ist das so eine Sache, auf jeden Fall ist das ganze Thema eher verwirrend. Heute sagt man: ADS (also ohne H) gäbe es gar nicht. Im Fall der »Träumer« sieht man die Hyperaktivität nur nicht. Deshalb wird die Diagnose ADS heute gar nicht mehr gestellt. Stattdessen nennt man es ADHS-I (»I« für »inattentive«, das englische Wort für unaufmerksam) ... oder ADHS-C (»combined«, also eine Kombination aus Hyperaktivität und Unaufmerksamkeit) ... oder AD(H)S. Auf jeden Fall heißt es immer ADHS.

Der kleine Unterschied

Interessanterweise gibt es vor der Pubertät auch deutlich mehr ADHS-Mädchen, die wie ihre männlichen Kollegen ebenfalls über Tische und Bänke springen. Sprießen die Hormone, verstummen sie.

Mädchen werden sozial weniger auffällig. Sie ziehen sich bei Problemen eher zurück, während Jungen nach außen drängen – über Aggression und Bewegung. Mit Beginn der Pubertät verstärkt das männliche Geschlechtshormon Testosteron dies noch. Auch jungen Frauen pfuschen die Hormone im System herum: Östrogene verstärken die Wirkung von Dopamin und Serotonin. Das gleicht sie mehr aus – sorgt allerdings kurz vor der Regel auch für einen brutalen Absturz. Denn in diesen Tagen geht der Östrogen-Gegenspieler Progesteron durch die Decke. Das ist normal – bei den betroffenen ADHS-Mädchen und Frauen sorgt es für das Vollchaos im Hirn. Genau deshalb sind die Tage vor den Tagen für sie besonders heftig, auch was das ADHS betrifft. Viele berichten, dass dann sogar ADHS-Medikamente nicht mehr greifen, die ihnen sonst prima helfen.

Jahrelang war der Zappelphilipp die einzige ADHS-Form, die Ärzte kannten. Das ist einer der Hauptgründe, warum bei Frauen ADHS oft zu spät oder gar nicht diagnostiziert wurde. Denn die Mädchen hörten ja irgendwann auf, laut und nervig zu sein. So viel auch noch mal zu der Aussage, ADHS sei eine »Modekrankheit«, anders sei der Anstieg der Diagnosen nicht zu erklären. Nein, es sind überwiegend Diagnosen, die schon vor langer Zeit hätten gestellt werden müssen.

Leider ändern sich das Wissen und die Einstellung viel zu langsam – noch heute meinen Fachleute, Mädchen und Frauen können ja quasi gar kein ADHS haben. Die seien eher depressiv. Das ist tatsächlich zum Heulen. Aber nicht wegen der Depression. Übrigens: Wenn Sie alles Bisherige intus habe, wissen Sie gefühlt bereits mehr, als die meisten Therapeuten, die sich professionell mit ADHS befassen. Nach der vollständigen Lektüre des Buches sind Sie Vollprofi, versprochen.

Das ADHS-Hirn: geschüttelt und gerührt

Ein simples Fazit können wir nun schon ziehen: ADHSler kämpfen an vielen Fronten. Ihre Hirnchemie ist unausgewogen, sie stehen ständig unter Strom, können sich nicht konzentrieren, schwer Dinge merken und gehen sich oft genug selbst auf den Geist. Was für neurotypische Menschen oft nur ein Klacks ist, bedeutet für ADHSler eine Herkulesaufgabe.

Jetzt stellen Sie sich mal vor, es gäbe Substanzen, die das alles auf einen Schlag zumindest für einige Zeit komplett abstellen, so wie Aspirin den Kopfschmerz. Man könnte sich auf einmal konzentrieren, behält den Fokus, hat klare Gedanken, die Unruhe ist wie weggeblasen, man wird locker und entspannt sich. Diese Substanzen gibt es. Sie heißen Alkohol, Koks und Cannabis.

ADHS und Sucht: Töpfchen findet Deckelchen

Kein ADHSler beschließt: »Ich hole mir jetzt eine Sucht.« Niemand tut das. ADHSler nutzen Drogen (dazu zählt auch Alkohol) als eine Art Medikament gegen die Symptome ihrer Neurodiversität. Denn alle Drogen schrauben an der Hirnchemie herum (jede auf ihre Art) und lassen ADHS-Symptome für eine Zeit verschwinden. ADHSler nutzen das bewusst oder sogar meist unbewusst. Sie spüren im Rausch nur: »Mir geht es jetzt besser, ich fühle mich wohler.«

Drogen als Medikamente

Es beginnt mit einem Gefühl. Dem Gefühl, dass alles zu laut ist, zu grell, zu anstrengend. Dass die Energie fehlt, die Motivation, die Lust. Dass man nicht so kann, wie man möchte. Der Frust, im Leben irgendwie nicht voranzukommen. Dann passiert es: ein Glas, eine Zigarette, ein Joint. Plötzlich passt alles, man entspannt sich, das Licht geht an. Die Motivation ist da, die Konzentration steigt, das Leben ist schön. Alles fühlt sich auf einmal so gut und rund an. Dieses ständige Geplapper und Dröhnen im Kopf verstummt endlich.

In Suchtbehandlungen hat etwa jeder Vierte ADHS, bei Jugendlichen ist es noch häufiger. Umgekehrt stolpert etwa jeder zweite Erwachsene mit ADHS im Laufe seines Lebens in eine Abhängigkeit.

Nikotin, Alkohol, Cannabis und Kokain – das ist die »Hitliste« von ADHSlern. Mehr als 40 Prozent rauchen, nur knapp weniger treiben Alkoholmissbrauch, knapp jeder Vierte konsumiert regelmäßig Cannabis, andere Drogen wie Koks oder Speed rangieren auf Platz vier. Diese Drogen nimmt immerhin noch fast jeder fünfte ADHSler. Wobei es selten bei einer Rauschsubstanz bleibt. Knapp die Hälfte aller ADHSler konsumieren zwei oder mehr – Experten nennen das »Polytox«. Ebenfalls auffällig: ADHSler fangen viel früher im Leben mit Suchtmitteln an, der Konsum explodiert dann schier, der Weg vom Missbrauch in die Sucht verläuft rasant.

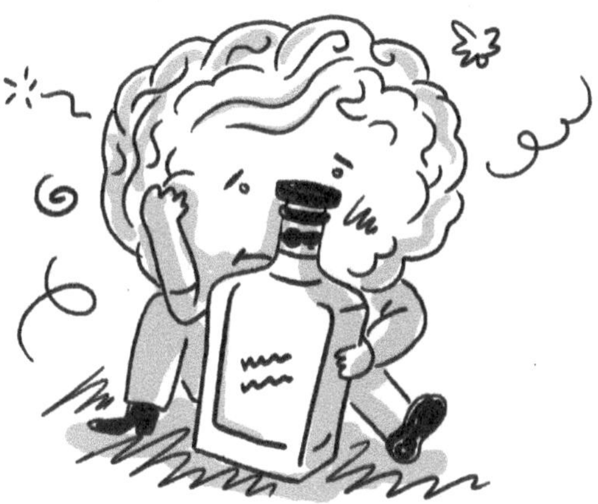

Dafür gibt es eine einfache Erklärung: ADHSler benutzen Nikotin, Alkohol, Cannabis oder Kokain als Medikamente – ohne es zu wissen. Ein schöneres Wort für »Medikament« an dieser Stelle: Das sind für ADHSler Werkzeuge zur Selbstregulation. Merken Sie sich den Begriff gut. Denn das ist die Stellschraube für einen erfolgreichen Suchtausstieg. Wir kommen später ausführlich darauf zurück.

Drogen – dazu zählt auch Alkohol – schrauben an der Hirnchemie herum und lindern damit schlagartig, aber nur kurzfristig die ADHS-Symptome. Vielen Betroffenen ist das nicht mal bewusst. Sie fühlen nur: »Damit geht es mir besser.« Töpfchen fand Deckelchen. Schauen wir uns die Wirkung der einzelnen Substanzen auf unsere Hirnchemie mal an. Wir streifen das hier relativ kurz. Mehr dazu finden Sie im Buch *Die Suchtlüge,* das ebenfalls bei Heyne erschienen ist.

Kippe, Korn und Koks haben eines gemeinsam: Sie machen dem Dopaminsystem kräftig Beine. Ein Zug, ein Glas, eine Linie – und endlich läuft alles rund. Dopamin ist der Schmierstoff im Gehirn. Dasselbe gilt für alle sogenannten nicht-stoffgebundenen Abhängigkeiten: Internet-, Gaming-, Shopping- oder Pornosucht. Wobei die Wirkung einiger Drogen wie Alkohol auf unsere Neurotransmitter viel weitreichender ist, als »nur« das Dopamin zu kitzeln.

Um es kurz und knackig zu halten, noch mal zur Erinnerung. Der Nervenbotenstoff-Haushalt eines ADHSlers sieht so aus:

Die Hirnchemie eines ADHSlers

Stoff	Funktion	Status
Dopamin	Motivation, Konzentration, Lernen	↓ zu niedrig
GABA	Entspannung, innere Ruhe	↓ zu niedrig
Glutamat	Anspannung, Reizweiterleitung	↑ zu hoch
Cortisol	Stressreaktion, Energiebereitstellung	↑ zu hoch
Serotonin	Glücksgefühle, Zufriedenheit	↘ eher niedrig

Auf diese Ausgangslage trifft dann Nikotin, Alkohol oder Kokain. Und rückt das Ganze wieder gerade – solange die Droge wirkt. Koks pusht Dopamin, Cannabis pusht GABA und entspannt deshalb. Der echte »Allrounder« ist allerdings Alkohol.

Alkohol, der Alleskönner

Wein, Bier, Schnaps und Co sind wahre »Wundermittel« für ein ADHS-geschütteltes Gehirn. Wie ein Universalmedikament rückt Alkohol in seinem geschundenen Kopf alles gerade. Jedenfalls, solange er wirkt. Er triggert die Nervenzellen, viel Dopamin freizusetzen. Diese erhalten das Kommando »Feuer frei« und das machen sie dann auch. Folge: Kurz nach dem ersten Schluck »schwimmt« man schier im Dopamin. Deshalb macht Alkohol auch so gute Laune, Mauerblümchen werden zu Partyqueens. ADHSler können sich endlich konzentrieren und haben Antrieb und Motivation.

Zusätzlich wirkt Alkohol beruhigend. Das berühmte »Entspannungsglas« heißt ja nicht umsonst so. Der Trick: Alkohol passt an die Nervenanlegestellen von GABA. Da gehört er zwar nicht hin, das ist mehr ein Zufall, aber der Körper weiß das nicht. Er merkt nur »GABA-Andockstelle besetzt« und die Nerven funken dann weiter: »Alles auf Entspannung.« Wir sprachen schon darüber, wie sehr ADHSler tagsüber unter Dauerstrom stehen und auch abends nicht richtig abschalten können. Diese »Ruhe auf Knopfdruck« ist deshalb umso verführerischer. Und: ADHSler haben sehr oft Schwierigkeiten, einzuschlafen. Mit dem entsprechenden Promillepegel im Blut klappt das sofort.

Alkohol reduziert auch das Stresslevel: Er verkorkt sozusagen die Glutamat-Andockstellen. Folge: Der Aufreger-Nervenbotenstoff kann dort nicht mehr anlegen und deshalb nicht wirken. Das ist dann der Doppel-Whopper der Entspannung. Alkohol tut einerseits so, als wäre er GABA, und hält andererseits dem Glutamat den Mund zu. Auch den Glücksbotenstoff Serotonin treibt Alkohol in die Höhe. Mit Bier, Wein, Schnaps und Co rückt dann auch Wolke sieben näher.

Sehr viel mehr zum Thema Alkoholsucht und wie man sie besiegt, finden Sie im Buch *Alkohol adé*. Darin geben wir auch einen sehr großen Überblick über unterstützende Nährstoffe. Unter demselben Namen gibt es auch eine umfangreiche Webseite mit sehr vielen Informationen – und ein kostenloses, anonymes Betroffenen-Forum mit Tausenden Mitgliedern. Alkoholsucht und wie man diese überwindet, ist auch ein Schwerpunkt meiner Coachings – ob mit oder ohne ADHS. Ich war selbst 20 Jahre alkoholabhängig.

Fassen wir zusammen: Alkohol ist ein Quickfix für quasi alle Hirn-Stolpersteine eines ADHSlers. Ein schädlicher Quickfix. Er macht die Leber kaputt, greift das Gehirn an, verursacht Krebs. So weit, so klar. Was kaum jemand weiß: Er schickt auch die Hirnchemie in eine Abwärtsspirale – und macht alles nur noch schlimmer. Gerade für ADHSler. Schauen wir uns das mal genauer an.

Highway to hell: die Spirale abwärts

Der Körper hat alles möglichst gerne ausgeglichen. Auch bei den Nervenbotenstoffen. Deshalb bockt er, wenn Alkohol zu oft fließt und die Hirnchemie durcheinanderwirbelt. Er schließt dann ganz einfach die Andockstellen an den Nerven. Sprich: GABA, Serotonin und auch Dopamin haben keinen Platz mehr, an dem sie wirken können. Für alle ist das auf Dauer maximal unangenehm – für das ohnehin angeschlagene System des ADHSler ist es fatal. So verkümmern bei ihm die Andockstellen für genau die Nervenbotenstoffe, deren Wirkung er dringend braucht:

Dopamin und GABA. Und noch etwas passiert, wenn man zu lange zu oft Alkohol trinkt: Eben weil Alkohol die Andockstellen des Aufreger-Botenstoffes Glutamat verkorkt, reagiert der Körper damit, immer mehr davon zu bilden. Wie eine Blumenwiese im Frühling sprießen sie. Sie saugen jedes Glutamatkrümelchen auf, das sie finden können – und übertragen damit das Signal »Achtung! Anspannung! Alarm!«. Nun hat der ADHSler sowieso schon zu viel Glutamat. Alkohol legt noch eine Schippe drauf. Kaum GABA, viel Glutamat. Das ist wie ein Auto mit durchgetretenem Gaspedal – aber ohne Bremse. Entspannung ist so endgültig nicht mehr möglich.

Koffeingehalt von Kaffeegetränken

Filterkaffee	150 ml	95 mg
Espresso	30 ml	65 mg
Cappucccino	150 ml	130 mg
Macchiato	60 ml	65 mg
Latte	240 ml	100 mg
French Press	240 ml	115 mg
Energy Drink	250 ml	80 mg

Von daher: Alkohol ist ein ganz falscher Freund. Für jeden. Für ADHSler ist er geradezu teuflisch. Kurzfristig zaubert ihm Alkohol die Welt schön, weil seine Hirnchemie endlich rundläuft. Hört Alkohol auf zu wirken, wird alles nur noch schlimmer. Um die Misere erträglicher zu machen, muss das nächste Glas sein. Das bremst auch kein noch so starker Wille. Denn es gibt da auch noch dieses fiese Suchtgedächtnis. Dazu gleich mehr.

In unserer alkoholgeschwängerten Gesellschaft ist es nur eine Frage der Zeit, bis man das erste Mal Alkohol trinkt. Häufig ja schon im Jugendalter. Hinzu kommt, dass Alkohol ein soziales Schmiermittel ist. Wer in der Gemeinschaft trinkt, baut Hemmungen ab und fühlt endlich »ich gehöre dazu«. Im Alltag merken ADHSler sehr wohl, dass sie »anders« sind und deshalb oft sozial isoliert. Mit Alkohol ist dieses Gefühl – für eine gewisse Zeit – endlich weg.

Fazit: Wer ein ADHS-Gehirn hat (und davon vielleicht nicht mal weiß) spürt: »Mir geht es damit viel besser.« Das ist nicht mal eine Sache des Verstandes, das läuft rein über das Gefühl. Dann hat es »klick« gemacht. Jetzt verstehen Sie, warum so viele ADHSler ein Alkoholproblem haben. Sie benutzen ihn als Medikament.

Zack, wach: Nikotin

Nicht viel anders sieht es bei Zigaretten aus. In deren Rauch steckt ja nicht nur Nikotin, sondern im Qualm tummeln sich noch Hunderte andere Substanzen. Dieses Gemisch ist für einen ADHSler ebenfalls eine angenehme Sache.

Da ist als Erstes die Schnelligkeit. Eine Zigarette wirkt in Sekunden. Ein Zug – und schon erreicht Nikotin das Gehirn. Diese Sofortwirkung ist perfekt für ADHSler. Eingeatmetes Nikotin erreicht nach nur 7 Sekunden das Gehirn. Zum Vergleich: Würde man es intravenös spritzen, wären es 20 Sekunden.

Erinnern Sie sich daran, dass Alkohol an die Anlegestellen des beruhigenden Botenstoffes GABA andocken kann und so entspannend wirkt? Nikotin kann so etwas auch. Es passt an die Rezeptoren des Nervenbotenstoffes Acetylcholin. Ein Zungenbrecher-Name, sorry dafür. Acetylcholin ist der häufigste Botenstoff in unserem Körper. Ohne ihn könnten wir uns nicht bewegen, aber auch Konzentration wäre unmöglich.

Normalerweise regelt Acetylcholin Dopamin – es kann Nerven kitzeln, um mehr Dopamin auszuschütten. Da Nikotin unter falscher Flagge segeln und so tun kann, als wäre es Acetylcholin, tut es genau das: blitzartig eine Dopaminflut entfesseln.

Hinzu kommt: Tabakrauch enthält ebenfalls Stoffe, die den Abbau von Dopamin im Gehirn hemmen. So bleibt der Kick länger spürbar. Deshalb wirkt eine Zigarette intensiver als ein Nikotinpflaster. Nikotin beeinflusst außerdem andere Systeme – unter anderem senkt es kurzfristig den Stressbotenstoff Cortisol. Deshalb nutzen viele Raucher auch die »Entspannungszigarette«. ADHSler spüren ständig diese innere Unruhe, deshalb ist diese »kleine Insel der Ruhe« für sie auch so attraktiv. Auch das Ritual »Feuerzeug, tiefer Atemzug, kurze Pause« ist für ADHSler eine feine Sache. Wie alle Rituale. Sie wirken stabilisierend.

So entsteht eine perfekte Kombination: Das sofortige Belohnungsgefühl durch einen (Acetylcholin-/Dopamin-Kick), dieses entlastet emotional (kurz weniger Stress, weniger Chaos) und bietet eine spürbare Struktur (Pause, Ritual). Das ist ein Cocktail, der genau in die Schwachstellen des ADHS-Gehirns passt.

Zigaretten und Alkohol – der Doppel-Whopper

Viele ADHSler rauchen und trinken gleichzeitig zu oft und zu viel Alkohol. Auch das hat – wieder einmal – den Grund in der Hirnchemie. Sie versuchen damit das zu erreichen, was das Gehirn normalerweise gerne hat: eine Balance. Denn Nikotin und Alkohol sind Gegenspieler im Gehirn – und trotzdem Partner.

Nikotin wirkt über Acetylcholin und Dopamin: Es macht wacher, fokussierter, steigert kurzfristig die Motivation. Alkohol dämpft und hemmt gleichzeitig das Stressgefühl; er senkt Anspannung und erzeugt kurzfristig Wohlbefinden.

Auf den ersten Blick sind das Gegensätze: Das eine regt an, das andere beruhigt. Aber genau das macht die Kombination so attraktiv für ADHSler. Sie können sich je nach Situation quasi auf Knopfdruck regulieren: Alkohol glättet innere Unruhe, Zigaretten verscheuchen die Müdigkeit und knipsen das Licht im Oberstübchen an.

Hinzu kommt: Beide verstärken gegenseitig ihre Wirkung auf Dopamin. Bedeutet: Wer raucht, spürt den Alkohol oft intensiver; wer trinkt, hat mehr Verlangen nach der Zigarette. Das erklärt, warum ein Glas Alkohol bei Rauchern fast automatisch nach einer Zigarette ruft. Bei ADHSlern ist es kein Ruf, sondern eher ein Schrei. Denn so spüren sie endlich ganz intensiv die Wirkung des Botenstoffes, der ihnen sonst fehlt.

Es gibt im Leben eines ADHSler eigentlich kaum einen Moment, zu dem nicht mindestens eines der beiden Suchtmittel passt. Bei Nervosität greift er zur Kippe, die Anspannung spült er mit Alkohol weg – und wenn er sich langweilt, produzieren beide zusammen für ein Dopamin-Hoch, das dafür sorgt, dass er sich ausgefüllt und belohnt fühlt – statt leer und genervt.

Beziehungsstatus kompliziert: Cannabis

Rein neurobiologisch ist Cannabis eigentlich für ADHSler eine »Antidroge«. Es macht müde, schläfrig und senkt den Aktivitätsdrang. Eigentlich nicht das, was ADHSler auf den ersten Blick wollen. Trotzdem kiffen überdurchschnittlich viele ADHSler. Jeder vierte von ihnen regelmäßig und viel, probiert hat es jeder zweite. Alle haben wesentlich früher damit angefangen, als das im Schnitt der Fall ist, und überdurchschnittlich viele haben Cannabis weiterhin konsumiert. Also ist Cannabis für ADHSler attraktiv. Der Grund: Es entspannt enorm. ADHSler stehen unter Dauerstress. Cannabis durchbricht diesen Zustand.

Eine Klientin von mir sagte mal: »Ich brauche abends einfach einen Joint, damit ich endlich zur Ruhe komme. Dann hört dieses ständige Dröhnen im Kopf und diese permanente Unruhe endlich auf. Konzentrieren kann ich mich dann immer noch nicht und meine Wäsche bleibt dann eben auch noch einen Tag länger liegen – aber wenigstens ist mir das dann total egal. Es stört mich nicht mehr.«

Für die Cannabis-Entspannung ist das Tetrahydrocannabiol (THC) verantwortlich. Das THC passt im Nervenkostüm an Andockstellen, die eigentlich für den Botenstoff Anandamid reserviert sind. Das Wort »Ananda« stammt aus dem Sanskrit und bedeutet Glückseligkeit oder Freude. Sie merken, wohin der Hase läuft.

Diese Andockstellen wirken wie kleine Bremsen an Nervenzellen. Normalerweise schaltet dieses System die Aktivität zwischen Nervenzellen fein rauf und runter – eine Art Regler für Balance und Stimmung. Cannabis drückt auf die Bremse. Daher die Entspannung.

Steht der Körper unter Stress, steigt der Anandamid-Spiegel im Blut und drosselt die Aufregerbotenstoffe im Gehirn. Deshalb beruhigt Anandamid, löst Angst und entkrampft. Auch ist mittlerweile klar, dass Anandamid das Dopaminsystem beeinflussen kann. Die Wege sind noch nicht alle bekannt, aber sicher ist, dass Anandamid die Dopaminkonzentration im Gehirn erhöht.

Kurzfristig ist Cannabis also auch so eine Art Medikament gegen die unangenehmen Seiten des ADHS. Es senkt das Stresslevel, lullt in eine entspannte Trägheit und steigert den Pegel an Dopamin. Bonus für ADHSler: Cannabis hilft beim Einschlafen – ein Riesenthema für sie. Nicht zu unterschätzen ist auch die soziale Komponente: Kiffen ist häufig ein Gemeinschaftserlebnis. Das Gefühl, »endlich dazuzugehören«, ist für viele ADHSler ein echtes Highlight.

Dazu kommt: Zumindest in Deutschland ist Cannabis legal, was manche als Beweis dafür sehen, dass es ja kaum schädlich sein kann. Ohnehin sei das ja eine sehr natürliche Substanz. Insgesamt behaupten viele Kiffer, Cannabis mache ja nicht süchtig. Das stimmt aber nicht. Jeder zehnte Kiffer wird sehr wohl abhängig, unter den ADHSlern ist es sogar jeder vierte. Für eine Cannabis-Sucht gibt es elf

Kriterien. Wenn man innerhalb eines Jahres zwei davon erfüllt, ist man abhängig.

1. Man konsumiert öfter oder länger als geplant.
2. Man hat schon mehrfach versucht, weniger zu kiffen oder ganz aufzuhören – ohne Erfolg.
3. Ein großer Teil des Tages dreht sich um Beschaffung, Konsum oder das Erholen danach.
4. Es gibt immer wieder starkes Verlangen (»Craving«).
5. Arbeit, Schule oder Haushalt leiden unter dem Konsum.
6. Konflikte mit Familie oder Freunden treten auf, doch der Konsum wird trotzdem fortgesetzt.
7. Wichtige Aktivitäten wie Hobbys, Sport oder soziale Kontakte werden aufgegeben oder stark vernachlässigt.
8. Cannabis wird auch in riskanten Situationen konsumiert, etwa beim Autofahren.
9. Trotz gesundheitlicher oder seelischer Probleme, die durch Cannabis verschlimmert werden, geht der Konsum weiter.
10. Mit der Zeit braucht man immer größere Mengen, um denselben Effekt zu erzielen (Toleranz).
11. Beim Absetzen treten Entzugssymptome auf wie Reizbarkeit, Schlafprobleme, Appetitverlust oder innere Unruhe.

ADHSler haben vor allem mit Punkt zwei (Kontrollverlust), vier (Craving) und fünf und sechs (Alltags- und soziale Probleme) ein Thema. Die Entzugssymptome (Nr. 11) sind bei ADHS oft besonders unangenehm, weil Reizbarkeit und Schlafprobleme ohnehin eine Schwachstelle von ihnen sind.

Man kann viel über Cannabis diskutieren. Nicht diskutieren braucht man allerdings, dass es für ADHSler ein Supergau ist. Es verstärkt langfristig genau die Probleme, die ADHS nun mal mit sich bringt. Dazu zählen Motivation, Aufmerksamkeit und Impulskontrolle sowie das Arbeitsgedächtnis. Wer lange kifft, dem kommen genau diese Dinge abhanden. Weil der langfristige Einfluss auf das Gehirn nun mal so ist.

Cannabis und ADHS – was langfristiger Konsum anrichtet

Kurz nach dem Kiffen steigt der Dopaminspiegel leicht an, sehr angenehm für ADHSler. Nur reagiert das Gehirn dann so, wie Sie es auch schon beim Alkohol kennengelernt haben: Es drosselt die Dopaminproduktion und reduziert die Andockstellen. Die Folge sind Antriebslosigkeit, Gleichgültigkeit oder ständiges Unmotiviertsein. Das sind alles Dinge, die den ADHSler ohnehin schon plagen. Cannabis treibt ihn in diese Problematik immer weiter rein.

Auch dem Gleichgewicht von GABA und Glutamat spuckt Cannabis in die Suppe. Sie erinnern sich: GABA steht für Entspannung, Glutamat für Aufmerksamkeit. Wer ständig kifft, reduziert die Menge beider Nervenbotenstoffe im präfrontalen Cortex. Die Folge: Das »Rauschen« im Gehirn wird noch heftiger, Signale werden noch schlechter zwischen dem präfrontalen Cortex und anderen Hirnregionen übertragen. Die Aufmerksamkeit wird also noch schlechter, Impulsivität und Ablenkbarkeit werden noch stärker.

Aber nicht nur die Hirnchemie leidet – auch das Gehirn selbst verändert sich. Der sogenannte Hippocampus schrumpft – er ist zuständig für das Gedächtnis, das deshalb bei Dauerkiffern schlechter wird. Dasselbe gilt für den präfrontalen Cortex, ohnehin ein Problemkandidat bei ADHSlern: Auch er wird kleiner und formt sich anders. Der Chef im Gehirn leidet an Schwindsucht. Da er auch für das Thema Kontrolle und Planung zuständig ist, zieht es auch diese mit nach unten. Für ADHSler ein Supergau. Besonders schlimm: Vieles lässt sich auch nicht mehr zurückdrehen. Gerade der Dopaminmangel und die Veränderungen am Hirn selbst bleiben in der Regel bestehen, auch wenn der Betroffene abstinent wird.

Koks und Co: Ruhe statt Rave

ADHSler reagieren paradox auf Kokain, Speed, Ecstasy und Co. Die meisten Menschen können damit 48 Stunden durchfeiern. ADHSler werden müde. Der Grund: Die Aufputschmittel treiben das Dopamin nach oben. Endlich, endlich läuft alles im ADHS-Hirn wie geschmiert. Das ständige Dröhnen, der Dauerstress hört auf. Entspannung macht sich breit. Bei einigen ist die ständige Anspannung so groß, dass sie mit Aufputschmitteln erst einmal einschlafen. Auch Alkohol oder Cannabis wirken so. Das Geschwätz im Kopf hört endlich auf.

Ein Klient von mir berichtete mal: »In meiner Jugend fuhren wir zu fünft nach Köln, um mal so richtig die Sau rauszulassen. Im Hotelzimmer angekommen, warfen wir uns erstmal ein paar Pillen ein. Die anderen waren schnell in Hochstimmung und verschwanden in den Club zum Durchtanzen. Und ich? Wurde das erste Mal seit Wochen so richtig angenehm müde und mir fielen die Augen zu. Ich hab das Wochenende total verpennt.« Er musste nicht viel weiterreden. Ich habe ihm dringend einen ADHS-Test empfohlen. Volltreffer. Medikamente lehnte er ab. Leider ist er mir kurz darauf als Klient auch wieder abhandengekommen. Das mit dem Durchhaltevermögen bei ADHSlern ist halt auch so eine Sache.

Drogenpillen und Ritalin: ein himmelweiter Unterschied

Trotzdem ist Ritalin eben nicht wie eine Droge vom Dealer. Man kann es nicht oft genug betonen. Die einzige Gemeinsamkeit ist die Wirkung: Das Dopamin geht hoch. Das ist aber auch schon alles. Die Art, wie die Substanzen das bewerkstelligen, ist vollkommen unterschiedlich. Wir kommen später noch einmal darauf zurück. Ein Riesenunterschied liegt in der Dosis: In Dealerpillen steckt irgendeine Menge Amphetamine. Mal weniger – und manchmal auch gefährlich viel.

Darüber hinaus sind die Medikamente rein. Schwarzmarktpillen werden mit allem Möglichen gestreckt, teilweise anderen, Sucht erzeugenden Substanzen. Und: Medikamente wirken langsam, aber kontinuierlich. Der Kick wie bei Drogen bleibt aus.

ADHS-Medikamente sind keine Partybooster, sie sind Krücken für den Alltag. Sie sollen dem Hirn Beine machen. Gemeinsam mit dem Arzt findet man deshalb eine Dosis, die so hoch ist, dass sie das erreicht – aber nicht einen Krümel drüberliegt.

Wir kommen später noch einmal ausführlich auf ADHS-Medikamente zurück.

Schwarzmarkt gegen Apotheke:
Partypillen und Methylphenidat im Vergleich

Aspekt	Schwarzmarkt-Pille	Ritalin 20 mg (Medikament)
Wirkstoffmenge	60–120 mg reines Amphetamin, häufig zusätzlich Koffein, Streckmittel, Verunreinigungen	20 mg Methylphenidat, exakt dosiert, pharmazeutische Qualität
Wirkprofil	Flutet extrem schnell an. Super-Kick danach harter Crash	gleichmäßige Wirkung keine Peaks
Vorhersagbarkeit	unkalkulierbar: Reinheit und Dosis schwanken, manchmal Überdosen	konstant: jede Tablette identisch, Wirkung gut planbar
Risiken	hohe Belastung für Herz-Kreislauf, Gefahr von Panik, Paranoia, Hyperthermie, Mischkonsum-Risiken	relativ gering, unter ärztlicher Überwachung sicher

Bei Koks sieht es nicht viel anders aus. Chemisch gesehen sind Koks und Ritalin sogar noch enger verwandt.

Schwarzmarkt gegen Apotheke:
Koks und Methylphenidat im Vergleich

Aspekt	Kokain (Pulver, nasale Konsumform)	Ritalin 20 mg (Tablette)
Wirkstoff	Kokainhydrochlorid (Straßenware meist 30–80 % Reinheit, Rest Streckmittel wie Lidocain, Levamisol, Koffein)	Methylphenidat, pharmazeutisch rein
Wirkmechanismus	Blockiert Dopamin-, Noradrenalin- und Serotonin-Wiederaufnahme → starker, schneller Dopamin-Anstieg im Belohnungszentrum	Blockiert v. a. Dopamin- und Noradrenalin-Wiederaufnahme → moderater, gleichmäßiger Dopamin-Anstieg
Wirkbeginn	1–3 Minuten bis zum High	Es gibt kein High. Nach 20 bis 40 Minuten Wirkungseintritt. Zeitlich gleichmäßig verteilt.
Wirkdauer	20–45 Minuten (kurz!) → schneller Crash	3–6 Stunden, bis 8–12 Stunden (Retard-Tabletten)
Rauschprofil	Euphorisch, enthemmend, »sozial«, selbstbewusst, starkes Belohnungsgefühl	Fokussierend, beruhigend (bei ADHS), eher wenig Euphorie

Reinheit / Planbarkeit	Schwankend, riskant: Streckstoffe können toxisch sein.	Standardisiert, identische Dosis bei jeder Einnahme
Nebenwirkungen	Herzrasen, Hypertonie, Nasenschleimhaut-Schäden, Krampfanfälle, psychotische Episoden, starkes Craving	Relativ gering, unter ärztlicher Aufsicht
Abhängigkeitspotenzial	Sehr hoch: psychische Abhängigkeit kann sich nach wenigen Konsumsituationen entwickeln (starker »Craving-Loop«).	Nicht gegeben. Im Gegenteil: Senkt bei ADHS das Suchtrisiko.
Crash / Rebound	Stark: Dysphorie, Gereiztheit, Erschöpfung, Depression nach Abklingen	Überschaubar: bei zu schneller Absetzung evtl. Müdigkeit, »Brain Fog«

Koks oder Aufputschpillen sind heute ziemlich verbreitet. Wie beim Alkohol ist es für viele Menschen eher eine Frage der Zeit, bis sie »nur mal probieren«. Niemand geht gleich beim ersten Mal selbst zum Dealer. Das passiert entweder beim Feiern oder sogar im Job. Gerade in kreativen Berufen oder in der Start-up-Szene gehören Aufputschmittel dazu. Und für ADHSler bedeutet das: »Endlich Ruhe im Kopf.« Sie sind dann super leistungsfähig. Im Job oder im Studium ein dickes Plus, mal ganz abgesehen von der Lebensqualität. Wer nicht versteht, warum das so ist – vielleicht weil er nichts von seinem ADHS ahnt –, mag von Pillen oder Pulver natürlich nicht mehr lassen. Denn: Aufputschmittel sind die perfekte Droge.

Der Entzug allerdings ist gerade für ADHSler ziemlich ekelhaft. Denn ohne diese Aufputschmittel stürzt das Belohnungs- und Motivationssystem eines ADHSlers noch tiefer, als es vorher war.

Der Betroffene ist antriebslos, erschöpft, gereizt, manchmal sogar depressiv. Besonders heftig: Die Selbststeuerung, die es braucht, um dem Craving zu widerstehen, ist quasi nicht vorhanden. Hinzu kommt Gereiztheit, Traurigkeit, Hoffnungslosigkeit, ständige innere Unruhe oder Panikgefühl, Stimmungstiefs bis hin zu düsteren Gedanken. Der Schlaf ist endgültig im Eimer. Im Entzug ist man todmüde und kann trotzdem nicht durchschlafen.

Auf Speed oder Koks hat der Betroffene erlebt, wie es ist, »endlich normal zu sein«. Im Entzug ist das weg und alles noch schlimmer. Dann ist der Gedanke gar nicht so weit weg: »So will ich nicht leben. Dann halt lieber abhängig.«

Trotzdem wachsen die Schamgefühle, man zieht sich zurück. Schwierigkeiten am Arbeitsplatz oder in der Ausbildung folgen, auch finanzielle Probleme sind häufig. Koks ist teuer, Pillen gehen auch ins Geld.

Gerade für ADHSler, die die Finger nicht mehr von Koks und Pillen lassen können, ist eine Behandlung mit Methylphenidat besonders erfolgreich. Erfolgreicher als bei allen anderen Abhängigkeiten. Ist ja auch kein Wunder. Nur gibt man den Betroffenen ausschließlich die langwirksamen Medikamente, die ihren Wirkstoff über den ganzen Tag verteilt abgeben und nicht schnell anfluten. Der Grund: Auch ein noch so kleiner »Kick« soll vermieden werden, auf den das Suchtgedächtnis ganz besonders scharf ist.

Ein zweischneidiges Schwert: Kaffee

Eine Tasse Kaffee oder Tee ist einfach ein perfekter Start in den Tag. Für ADHSler ist er sogar noch mehr. Ein Tässchen am Morgen und plötzlich ist der Nebel im Kopf weg. Die Gedanken ordnen sich, die Motivation kehrt zurück, man kann sich endlich hinsetzen und die Steuererklärung machen – oder wenigstens die Geschirrspülmaschine ausräumen.

Doch so hilfreich Kaffee sein kann: Er ist ein zweischneidiges Schwert. In der richtigen Menge wirkt er wie ein sanfter Anschubser. In zu großer Menge macht er hibbelig, nervös und kann das ohnehin schon fragile Nervensystem bei ADHS überreizen.

Koffein blockiert die Andockstellen für das sogenannte Adenosin im Gehirn. Das ist ein Botenstoff, der uns normalerweise sagt: »Hey, könnten wir mal 'ne Pause machen? Wir sind müde.« Wenn Kaffee das Adenosin blockiert, fällt dieses Müdigkeitssignal weg.

Aber das ist nur die halbe Geschichte. Kaffee sorgt auch dafür, dass mehr Dopamin im Gehirn verfügbar ist. Deshalb erleben viele ADHSler, dass sie nach einer Tasse Kaffee strukturierter und weniger »verzettelt« sind. Übrigens: Wie bei Aufputschmitteln können ADHSler nach Kaffee auch hervorragend schlafen. Weil er sie ruhig macht. Endlich hört das Gebrumme im Kopf auf.

Das Problem: Koffein wirkt nicht unbegrenzt positiv. Ab einer gewissen Dosis kippt der Effekt ins Gegenteil. Der Puls geht hoch, der Blutdruck steigt, die Hände zittern, man wird reizbar, aus lauter Über-Erregung flirren die Gedanken. Das ist dann für ADHSler das Gegenteil dessen, was sie erreichen wollen.

Lisa Guzek:
Kaffee – anfangs hui, später pfui

Herbst 2007, Montagmorgen – mein Erzfeind.

Morgens aus dem Quark zu kommen, war noch nie meine Stärke. Aber an diesem Montagmorgen war es besonders schlimm. Letzte Nacht konnte ich erst gegen Mitternacht einschlafen – und man merkte es. Nachdem ich etwa 30 Minuten lang vegetativ mein Frühstück angestarrt hatte, brachte mir meine Mutter die erste Tasse Kaffee meines Lebens. Sie warnte mich noch, dass ich dadurch in der Schule vielleicht hibbelig werde.

Ich trank die Tasse Kaffee – bereit, jeden Moment in wilden Aktionismus auszubrechen. Doch statt innerlichem Feuerwerk kam … Ruhe. Plötzlich saß ich still im Unterricht – und hörte tatsächlich zu. Ich musste nicht mal so tun, als ob ich zuhöre – es geschah einfach. Was immer der Lehrer vorne erzählte, kam endlich in meinem Kopf an und blieb da auch.

Das musste dieses »Einfach mal zuhören« sein, das alle immer von mir verlangten. Cool!

Aber nicht nur das – am Ende des Schultages hatte ich wirklich alle Hausaufgaben in meinem Hausaufgabenheft notiert, meine Federmappe war immer noch vollständig und ich hatte sogar endlich an den Turnbeutel gedacht, den ich seit zwei Wochen nach Hause bringen sollte.

Das Momentum ging den ganzen Tag so weiter. Hausaufgabenzeit? Kein Problem. Aufräumen? Selbstverständlich! Früher einschlafen? Ohne Wenn und Aber.

Ich war begeistert und bat am nächsten Morgen meine Mutter darum, mir bitte noch einmal so eine Tasse Kaffee zu machen.

Leider blieb es nicht ewig so und irgendwann kam der Krach in meinem Kopf wieder zurück. Hausaufgaben verschwanden im grauen Vergessen, der Unterricht wurde wieder langweilig und der Turnbeutel lag wieder im Kunstraum herum.

Als ich 14 wurde, kam ich auf die Idee, einfach mehr Koffein zu probieren. Eine Tasse Kaffee morgens, ein Red Bull auf dem Weg zur Schule, noch ein Kaffee in der ersten großen Pause und einen Espresso für den Nachmittag. Auch wenn man als Jugendlicher einiges wegstecken kann, kam ich doch irgendwann an meine Limits. Ich brauchte so viel Koffein, um mich konzentrieren zu können, dass ich davon schon hämmernde Kopfschmerzen bekam. Schlafen konnte ich noch nie wirklich gut – aber mit so viel Koffein war es noch dramatischer. Die Kaffeekrücke war damit leider Geschichte.

ADHS-Betroffene haben ohnehin oft Probleme, in den Schlaf zu finden. Koffein macht das nicht leichter. Seine Halbwertszeit beträgt vier bis sechs Stunden – bei manchen sogar länger. Das bedeutet: Wer um 16 Uhr einen Espresso trinkt, hat um acht oder gar zehn Uhr abends noch die Hälfte des Koffeins im Blut. Die Folge: Man liegt wach, obwohl man müde ist. Schlafmangel verstärkt wiederum die ADHS-Symptome am nächsten Tag – ein klassischer Teufelskreis.

Das ist übrigens kein Widerspruch zu dem Fakt, dass Koffein ADHSler ruhig macht. Das stimmt auch. Nur den Schlaf stört es trotzdem. Schnell verschätzt man sich, wie viel Koffein in einem Kaffee oder Espresso steckt. Mehr als 400 Milligramm Koffein täglich sollte man nicht zu sich nehmen. Denn danach fangen die unangenehmen Wirkungen an, die ein ADHSler nicht braucht. Und andere Menschen natürlich auch nicht.

Koffein macht bei Weitem nicht so abhängig wie Alkohol oder andere Drogen. Der Grund: Es wirkt nicht über das Dopamin. Zwar steigert Koffein den Nervenbotenstoff, aber nicht so schnell und nicht so drastisch, dass es so richtig »kickt«. Der Kick ist es aber, was Sucht ausmacht.

Zocken, Scrollen, Shoppen, Pornos gucken

Man muss nichts schlucken oder rauchen, um dem Hirn eine Dopamindusche zu verschaffen. Zocker, Internet- oder Kaufsüchtige wissen das genau wie Casino-Fans oder Menschen, die nächtelang Pornos gucken und danach süchtig sind. Für ADHSler sind Zocken, Daddeln und Co besonders attraktiv, weil es genau das bietet, was ihr Gehirn sucht: den sofortigen Kick, die superschnelle Belohnung, rasch wechselnde Bilder. Und im Fall von Pornografie: kurzfristige Entspannung.

Medizinisch nüchtern nennen sich diese Abhängigkeiten stoffungebundene Süchte. Das ist aber auch der einzige Unterschied zu Alkohol, Koks & Co. Die Auswirkungen auf den Körper sind dieselben wie bei Drogen. Und genau wie bei anderen Süchten auch, ist der Satz »dann lass es doch sein« weder hilfreich noch erfolgversprechend. Im Gegenteil.

Die Erfinder von Facebook um Marc Zuckerberg beispielsweise waren sich absolut darüber im Klaren, dass ihr Projekt abhängig machen wird. Ex-Manager Tim Kendall erinnert sich: Man habe Facebook bewusst dasselbe Suchtpotenzial verpasst wie Zigaretten. Man habe eine Schwachstelle in der menschlichen Psychologie bewusst ausgenutzt, sagt Parker. »Gott allein weiß, was es mit den Gehirnen unserer Kinder macht.«

Natürlich gilt all das nicht nur für Facebook. Instagram, TikTok und wie die Plattformen auch heißen, arbeiten nach demselben Prinzip. Soziale Bestätigung, verbunden mit immer schnelleren, immer bunteren, immer grelleren Sinneseindrücken. Darauf springt das Dopaminsystem bei jedem Menschen an. Für ADHSler aber ist der Sog noch viel stärker, sie können sich ihm kaum widersetzen.

Süchtig nach dem Pixelheldentum: Gaming

Auch wenn es auf den ersten Blick nicht so aussieht: Online-Gaming nutzt dieselben Mechanismen wie soziale Medien, um jemanden an den Haken zu bekommen. Die Gruppen der Abhängigen überschneiden sich deshalb, viele haben beide Abhängigkeiten. Facebook & Co wissen auch sehr gut, dass unter ihren Nutzern leichte Beute lauert: Die fischt man mit den Facebook-Games ganz gezielt ab. Andererseits animieren auch Online-Games den Spieler, ständig zu checken, ob es was Neues gibt und was die Spiel-Community so tut. Viele Spiele sind so aufgebaut, dass man sich zwangsläufig in regelmäßigen Abständen einloggen muss, um nicht ins Hintertreffen zu geraten. Auch diese Spiele verteilen Belohnungen, das Dopaminrad dreht sich.

Allerdings kommt beim Gaming noch etwas hinzu: der Wettbewerb. Er ist noch ein zusätzlicher Dopamintrigger. Bemerkenswerterweise sind mehr Männer von Online-Gaming abhängig als Frauen. Die kleben dafür mehr an den sozialen Medien fest.

Online-Games bieten gegenüber den sozialen Medien noch eine Kirsche auf der Suchttorte: eine völlig eigene Welt, in die der Spieler abtauchen kann. Perfekte Grafiken und spannende Spiel-Storys lassen den Unterschied zwischen Wahrheit und Wahn verschwimmen.

Raus aus Gaming und sozialen Medien: Tipps und Tricks

- Löschen Sie so viele Apps wie möglich.
- Installieren Sie stattdessen Applikationen, die Ihr Surfverhalten messen und begrenzen. Allein die Feststellung, wie viele Stunden Sie täglich im Web sind, wird Sie erschrecken. Es gibt auch Apps, die Sie schlicht und ergreifend von bestimmten Webseiten aussperren. In schwachen Minuten kommen Sie dann da gar nicht mehr drauf.
- Ziehen Sie sich zurück. Setzen Sie sich einen Zeitrahmen. Ein Monat wäre gut, drei wären besser. Das Dopaminsystem braucht so lange, um sich zu regenerieren. Sie müssen Ihre wichtigsten Accounts ja nicht löschen, das bringen Sie sowieso nicht (gleich) über sich. Aber schalten Sie sie auf stumm.
- Wenn Sie auch das nicht über sich bringen: Limitieren Sie Ihre Online-Zeit. Geben Sie das Handy in die Hände

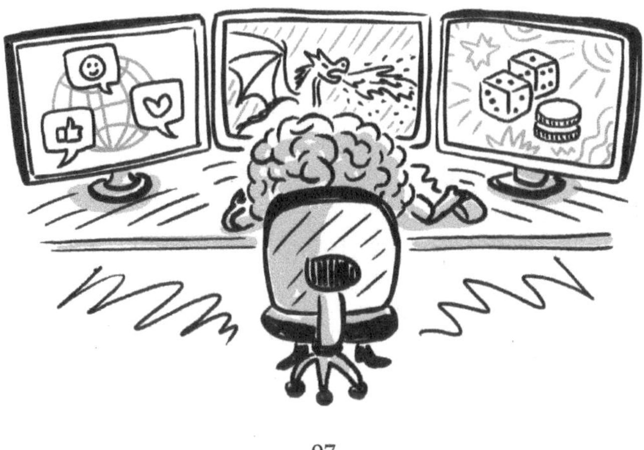

einer anderen Person. Vereinbaren Sie, wann Sie es frühestens wieder bekommen.

- Stellen Sie ein Passwort statt Fingerabdrucksensor oder Gesichtserkennung ein, um Ihr Smartphone zu entsperren. Das Passwort darf gerne lang und nervig zu tippen sein. Sie werden es sich zweimal überlegen, ob Sie »mal eben was checken«.
- Aktivieren Sie die Graustufen-Einstellung auf Ihrem Smartphone. Auch Computer und Tablets kann man ergrauen lassen. Farben triggern das Dopaminsystem, je greller, desto besser, schwarz-weiß findet es eher lahm.
- Wenn Sie beruflich und privat telefonisch erreichbar sein müssen: Kaufen Sie sich ein richtig altes Handy. Damit kann man telefonieren, aber eben auch nicht mehr.

Spielen ist eigentlich ein Urbedürfnis. Nicht umsonst spricht man vom Spieltrieb des Menschen. Im Spiel trainieren wir unsere Lebensfähigkeit, denn nicht immer reichen starre Instinkte aus. Babys lernen spielerisch ihre Umwelt kennen, später stärken Kinder ihre körperlichen Fähigkeiten im Spiel. Spiel hilft unserem Gehirn, sich zu entwickeln und sich immer neuen Situationen anzupassen. Egal ob in Metropolen oder im tiefsten Dschungel: Überall auf der Welt spielen die Menschen. Genau deshalb. Spielen bringt auch Erfolge mit sich, beispielsweise bei einem gewonnenen Wettkampf. Das sorgt für eine Dopamindusche. Unser Gehirn ist also seit Kindheitszeiten darauf gepolt, dass Spielen etwas Gutes, Interessantes und damit Erstrebenswertes ist.

So ein Daddelautomat ist für unser Gehirn eigentlich kaum etwas anderes, als buntes, klapperndes Babyspielzeug. Fanden wir damals spannend und daran ändert sich im Erwachsenenalter auch nicht viel. Sicher: Nicht jeder Erwachsene springt identisch auf diese Reize an. Wie stark, hängt von seiner Hirnstruktur ab. Kombiniert mit einem möglichen Gewinn ist das schon ein echter Köder. Vor allem muss sich ein Glücksspieler ja dafür nicht mal groß anstrengen, anders als beim Sportturnier in der Jugend. Im Gegenteil ist Glücksspiel oft sehr schnell, manchmal nur wenige Sekunden lang. Das feiert unser Gehirn, das auf Schnelligkeit steht.

Rauschen die Münzen aus dem Automaten, löst das wohl bei jedem Glücks- und Belohnungsgefühle aus. Bei Spielsüchtigen passiert das auch ohne Jackpot. Forscher haben herausgefunden, dass bei ihnen die Dopamindusche sogar größer ist, während sie noch um den Gewinn bibbern. Kommt dieser dann tatsächlich, fällt der Kick sogar kleiner aus als während der Wartezeit darauf. Das Zittern bis zum Gewinn wird also zum Suchtfaktor, nicht das Gewinnen selbst. »Vorfreude ist die schönste Freude«, sagt man. Sie wissen jetzt, warum.

Per se ist an Glücksspiel ja nichts verkehrt. Das kann Spaß machen, ein geselliger Zeitvertreib sein. Bei einigen allerdings verselbstständigt sich das Ganze. Und dann sind wir wieder bei der perfekten Sucht-Ursuppe: das Urbedürfnis Spielen plus Dopamindusche plus kurzfristiges Vergessen der Außenwelt. Von daher unterscheidet sich Spielsucht kaum von der Sexsucht.

Spielsucht hat Geschwister: Sexsucht, Kokain und Alkohol. Sind die Drogenexzesse und Sexorgien im Film *The Wolf of Wallstreet* mit Leonardo DiCaprio vielleicht nicht Auswuchs des erzockten Reichtums, sondern alles läuft parallel, hat dieselbe Ursache: Sucht? Immerhin haben über 70 Prozent der Spielsüchtigen mindestens noch eine weitere Sucht. Häufig: Rauchen, Kokain, Amphetamine, Alkohol. Die Hälfte hat eine darunterliegende psychische Erkrankung, 61 Prozent eine Persönlichkeitsstörung. Unter Spielsüchtigen mit einer zusätzlichen substanzgebundenen Sucht sind besonders viele, die – meist unerkannt – ADHS haben.

Das Spiel ist aus: die Behandlung

Spielsucht hat die Betroffenen genauso fest in den Klauen wie jede andere Sucht auch. Spielsüchtige haben ein ganz besonders schweres Päckchen zu tragen, wenn es an den Ausstieg geht. In der Regel stehen sie vor einem riesigen Scherbenhaufen. Finanziell, sozial, familiär. Diesen müssen sie erstmal wieder zusammenkehren, Dinge ordnen, das Vertrauen vom Partner oder der Partnerin wiedererlangen. Wenn das überhaupt möglich ist, nicht selten geht ja das gemeinsame Vermögen still und heimlich drauf – oft steht dann auch eine Trennung ins Haus. Das alles soll der Betroffene quasi frisch spielabstinent ohne Rückfall wuppen. Ohne Hilfe ist das kaum zu machen. Aber die gibt es.

Anlaufstellen sind einerseits die Sucht- aber auch die Schuldnerberatungen. Suchtexperten sagen übrigens, dass ausstiegswillige Spielsüchtige durchaus zumindest einen Teil des Schlamassels selbst sortieren und in Ordnung bringen sollten. Das sei ein sinnvoller Teil der Therapie. Ein Freikauf durch Familie oder Freunde, damit der Betroffene »unbeschwert in die Therapie gehen kann«, sei zwar nett gemeint, aber in der Regel kontraproduktiv.

Apps und Sperrsysteme: Hand in Hand ein guter Schutz

Spieler können sich in Deutschland vom Zocken in Casinos und Gaststätten mit einem Klick aussperren. Auch Angehörige können dies tun, sogar ohne Zustimmung der Betroffenen. Seit 2021 gibt es das sogenannte OASIS-System, in das sich Spieler eintragen lassen können. OASIS steht für »Onlineabfrage Spielerstatus« und ist eine Datenbank, in die jeder Gastwirt und jedes Casino einmal reinschauen muss, nachdem sich der Spielwillige ausgewiesen hat. Wer da drin steht, darf nicht spielen, so ist es Gesetz. Auch in der Schweiz gibt es ein vergleichbares System, nur Österreich hinkt noch hinterher.

Der blinde Fleck der Sperrdatenbanken sind die Online-Casinos und die vielen Online-Spielseiten. Hier greift dann der Schutz durch spezielle Apps. GamBan beispielsweise, aber es gibt noch so einige andere wie etwa K9 Webprotection (kostenlos). Diese Apps versperren den Zugang zu sämtlichen Online-Spielseiten im Web und bietet damit zusammen mit Sperrsystemen wie OASIS ein ziemlich dicht gewebtes Sicherheitsnetz.

Eine sehr gute, wenn auch vielleicht zunächst schmerzhafte Möglichkeit: die Kontrolle über die eigenen Finanzen komplett an eine nahestehende Person abgeben. Wenn dies der Partner ist, schafft dies auch die Basis, verloren gegangenes Vertrauen wiederherzustellen. Das bedeutet dann aber wirklich radikal: Alle Bankkarten abgeben, keinen Zugang mehr zum Online-Banking (Zugangscode durch Partner ändern lassen) und dergleichen mehr. Einkaufen nur noch mit Cash und das auch genau abgezählt.

Verloren im Netz: süchtig nach sozialen Medien

Sie wussten, was sie tun. Als sie Facebook aus der Taufe hoben, fragten sich die Macher: »Wie können wir so viel wie möglich von ihrer (gemeint sind die Nutzer) Zeit und ihrer Aufmerksamkeit in Anspruch nehmen«, erinnert sich der frühere Facebook-Chef Sean Parker. So erfand das Team den »Gefällt mir«-Button. Er motiviert den Nutzer, immer mehr Inhalte hochzuladen. Die Facebook-Väter wussten sehr genau, warum: Ein Like ist ein Dopaminkick.

Ex-Facebook-Manager Tim Kendall setzt noch einen drauf: Man habe Facebook bewusst dasselbe Suchtpotenzial verpasst wie Zigaretten. »Anfänglich versuchten die Tabakunternehmen lediglich, das Nikotin stärker zu machen. Aber irgendwann reichte das nicht mehr aus, um das Geschäft so schnell zu steigern, wie sie es wollten. Also fügten sie den Zigaretten Zucker und Menthol hinzu, damit man den Rauch länger in der Lunge behalten konnte.

Bei Facebook fügten wir Status-Updates, Foto-Tagging und Likes hinzu«, erzählt Kendall in einem Interview mit dem US-Fernsehsender CBS.

Man habe eine Schwachstelle in der menschlichen Psychologie bewusst ausgenutzt, sagt Parker. »Es ist eine Feedbackschleife für die soziale Bestätigung«, fasst er es zusammen. Facebook verändere buchstäblich die Beziehung der Menschen untereinander und zur Gesellschaft. »Gott allein weiß, was es mit den Gehirnen unserer Kinder macht«, fürchtet er.

Ich lege Ihnen den Film *Das Dilemma mit den sozialen Medien* ans Herz. Da kommen neben Kendall viele andere Hochkaräter aus der Social-Media-Branche zu Wort, eingebettet in die Geschichte eines Jugendlichen, der in die Internetsucht abrutscht. Sie werden die Welt der sozialen Medien hinterher mit anderen Augen sehen. Das Abhängigkeitspotenzial sozialer Medien ist kein Kollateralschaden. Es wurde bewusst geschaffen und wird bis heute immer weiter verfeinert.

Natürlich gilt all das nicht nur für Facebook. Instagram, TikTok und wie die Plattformen auch heißen, arbeiten nach demselben Prinzip. Soziale Bestätigung, verbunden mit immer schnelleren, immer bunteren, immer grelleren Sinneseindrücken. Ein ausgefeilter Algorithmus präsentiert uns mehr und mehr von dem, was uns besonders anspricht. Darauf springt das Dopaminsystem an. Immer. Selbst Tim Kendall berichtet in dem genannten Film, wie sehr die sozialen Medien ihn nach unten zogen. Obwohl er besser als jeder andere wusste, in welch Sucht erzeugendes System er sich begibt, konnte er sich dem nicht entziehen.

Trotzdem hält sich das Klischee hartnäckig: Wer im Netz versinkt, hat eigentlich kein echtes Leben, ist sozial irgendwie schräg und trägt ein paar psychologische Probleme mit sich rum. So manche Studie befeuert das. Es finden sich bei Internetabhängigen tatsächlich häufiger Depressionen oder Angst- und Panikstörungen. Schlussfolgerung und offizielle Lesart: Wer daran leide, werde auch leichter internetsüchtig.

Möglicherweise wird genau andersherum ein Schuh draus. Soziale Medien sind darauf ausgelegt, uns süchtig zu machen. Die Folgen des endlosen Konsums: Sozialzombies, die stumm nebeneinander an der Bushaltestelle oder im Restaurant sitzen und sich Nachrichten schicken. Das Suchtsystem soziale Medien lässt echte soziale Kontakte verkümmern. Das macht unter anderem depressiv.

Übrigens: Auch wenn das Ganze bei Ihnen nicht so ausgeprägt ist, lohnt es sich auch für Sie, die sozialen Medien und Ihre Zeit im Internet allgemein zu reduzieren. Der Dopamin-Honigtopf ist zu gefährlich – allemal, wenn Sie an anderer Front mit einer Abhängigkeit kämpfen.

Shoppen, bis der Arzt kommt: Kaufsucht

Dopaminkicks machen sich auch Marketingexperten zunutze. Das sogenannte Neuromarketing ist unter ihnen der letzte Schrei. Damit zieht man Ihnen Geld für Dinge aus der Tasche, die Sie eigentlich gar nicht brauchen. Bekanntestes Beispiel ist der »Black Friday«, der riesige Verkaufshype. Mit Werbetrommelfeuer wird er wochenlang ins Bewusstsein gedroschen. Der Appell an Ihr Dopaminsystem: »Sei schnell, dann wartet fette Beute, du wirst dich belohnt fühlen, weil du ein ganz tolles Schnäppchen ergattern konntest.«

Öffnen sich die Ladentüren, flimmern jedes Jahr die gleichen Bilder über den Fernseher: Menschen stürmen hysterisch die Geschäfte, quetschen sich dabei fast zu Tode – nur, um dann zufrieden mit Dingen nach Hause zu gehen, die sie sonst vielleicht nie gekauft hätten. Die Beute ist erjagt, die Erwartung befriedigt, man fühlt sich belohnt, das Dopaminsystem ist happy. Wer nicht nur am Black Friday, sondern 365 Tage im Jahr zwanghaft auf Einkaufstour ist, den hat die Kaufsucht im Griff.

Wie viele Menschen zwanghaft kaufen, ist nicht bekannt. Schätzungen gehen von etwa fünf Prozent der Erwachsenen aus. Das ist immerhin jeder Zwanzigste. Übermäßiger Konsum trägt kein Stigma. Bummeln gehen ist eine beliebte und akzeptierte Freizeitbeschäftigung. Die Werbung feuert uns an, immer neue Dinge zu erstehen. Das tun wir auch, obwohl wir das meiste gar nicht brauchen. Wer viel kauft und besitzt, steigert sein soziales Ansehen sogar. Bei Licht betrachtet, kaufen wir alle eigentlich zu viel. Die Grenze zur Sucht ist da überschritten, wo der Kaufimpuls übermächtig wird. Der Verstand sagt: »Das kann ich mir nicht leisten«, und trotzdem wird das Portemonnaie gezückt. Nur wenig später setzt der Katzenjammer ein, der Betroffene fühlt sich deprimiert und schuldig. Das sind Muster, wie wir sie auch von anderen Süchten kennen.

Damit schließt sich für den zwanghaften Shopper ein Kreis. Die meisten legen dann los, wenn sie emotional niedergeschlagen sind. Der kurzfristige Dopaminkick durch den Kauf ist also ebenfalls so eine Art Selbstmedikation, etwa wie Alkohol oder Nikotin. Kurz danach fallen die Betroffenen wieder in ein Gefühlsloch und machen sich wieder auf die Suche.

Das Internet mit seinen Millionen Shoppingmöglichkeiten hat dieser Suchterkrankung einen Turbo verpasst. Online-Shopper müssen nicht mal aus dem Haus. So kommt es dann, dass die Einkaufswut oft auch zur Zweitsucht wird. Betrunken ins Einkaufszentrum würde man nicht gehen – Mausklicks mit Promille gehen aber locker. Dann stapeln sich ein paar Tage später die Kartons vor der Tür und der Betroffene weiß nicht mal mehr, was da wohl drin ist.

Nach dem aktuellen Stand der Forschung tritt Kaufsucht quasi nie allein und aus heiterem Himmel auf. In der Regel stecken dahinter Depressionen oder Angst- und Panikstörungen. Auch Menschen mit ADHS kaufen häufig zwanghaft ein. Will man sich davon befreien, ist also der Blick dahinter zwingend nötig und das kann nur ein Fachmann. Bis das Knäuel entwirrt ist, kann man sich natürlich freiwillig den Hahn zudrehen und die Kontrolle über die eigenen Finanzen abgeben, sofern es einen Vertrauten gibt, der das für einen übernimmt.

Das verdammte Suchtgedächtnis

»Morgen höre ich auf«, schwören sich Abhängige – nur um dann doch wieder wie ferngesteuert eine neue Suchtrunde zu drehen. Das übermächtige Suchtgedächtnis hat sie an der Angel. Diese fatale Triebfeder ist eigentlich nichts anderes als ein Belohnungssystem mit Kurzschluss. Gehen wir noch mal einen Schritt zurück und schauen uns das normal funktionierende Belohnungssystem an. Denn eigentlich ist das eine feine Sache.

Einer unserer Vorfahren tobt durch den Urwald auf der Suche nach was Essbarem. Ihm knurrt kräftig der Magen. Er entdeckt einen Beerenbusch, den er noch nicht kennt. Er macht sich über die Köstlichkeiten her – und ist begeistert. Sie sind zuckersüß und machen satt. Schmackhafte Nahrung, ein voller Magen und der Erfolg, etwas Neues zu essen gefunden zu haben – ein Freudenfeuerwerk unserer Nervenbotenstoffe.

Macht sich unser Urahn das nächste Mal auf den Weg zum Busch, passiert im Oberstübchen Folgendes: Er weiß, »gleich gibt es was Leckeres.« Die Erwartung lässt das Dopamin und Glutamat sprudeln. Der Cocktail bringt den nötigen Antrieb, die zielgerichtete Konzentration und die erregende Vorfreude. Während er sich den Magen vollschlägt, geht das Dopamin zurück – Endorphine machen sich breit. Es betreten noch weitere Nervenbotenstoffe die Bühne, die das Dopamin und Glutamat herunterregeln. Geht die freudige Erwartung einer Mahlzeit über in eine wohlige Sättigung, ist das Hirn zufrieden: »Alles richtig gemacht. Ich habe mir Mühe gegeben, habe Nahrung gesucht, gefunden, ich habe gegessen und bin satt. Ich war erfolgreich, ich bin mit mir zufrieden.«

Suchtmittel schaffen eine fatale Abkürzung: Wer trinkt, raucht oder spielt, schenkt sich den mühevollen Weg durch den Urwald zum Beerenbusch. Suchtmittel treiben das Belohnungssystem nach oben, ohne dass man dafür kilometerweit laufen oder eine schwierige Aufgabe lösen muss. Noch heikler: Sie schalten das natürliche Bremssystem aus. Unser Urahn wurde satt und zufrieden, irgendwann hörte er auf zu schmausen – Gegenspieler von Dopamin und Glutamat regeln das. Alkohol, Koks & Co verhindern genau das. Der Körper verliert sein natürliches Kontrollsystem und will immer mehr.

Die Sucht-Autobahn im Gehirn: Neuroplastizität

Das Suchtgedächtnis sitzt nicht nur im Reptiliengehirn. Auch der Rest des Oberstübchens mischt kräftig beim Thema Sucht mit. Hirnnerven sind untereinander verknüpft, tauschen Informationen durch Nervenbotenstoffe

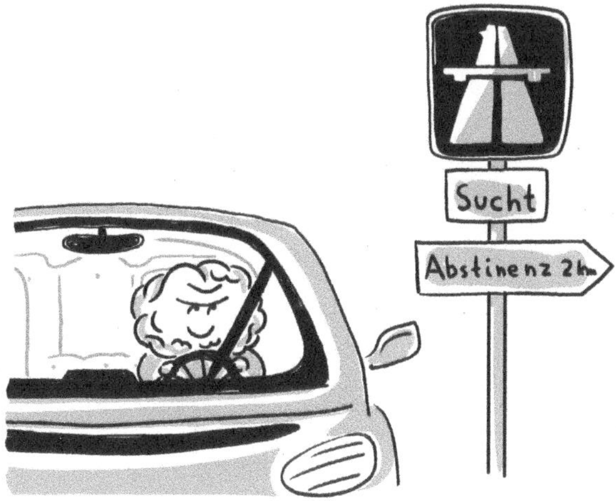

aus. Theoretisch sind so alle gleichrangig miteinander verbunden. Aber eben nur theoretisch. Es gibt durchaus Nervenverknüpfungen, die schneller und besser funktionieren als andere. Das sind die Autobahnen im Hirn. Alles, was wir täglich tun und üben, formt genau solche Schnellstraßen. Knapp die Hälfte unseres täglichen Werkelns läuft auf genau diesen Wegen. Wir tun viele Dinge, ohne groß drüber nachzudenken.

Allerdings sind diese Nervenautobahnen nicht in Stein gemeißelt. Das Hirn entwickelt sich ständig weiter, je nachdem, was wir häufig tun, was wir erlernen, welche Fähigkeiten wir oft nutzen. Fachsprachlich heißt diese unglaubliche Fähigkeit Neuroplastizität. Ihr verdankt es ein Schlaganfallpatient, nach entsprechendem Training wieder sprechen zu können – obwohl doch die ehemals zuständigen Hirnnerven abgestorben sind. Das geht, weil sich das Hirn neu »verkabeln« kann. Neue Nervenautobahnen entstehen.

Der Neuroplastizität verdanken Kleinkinder, laufen zu lernen. Der Weg dorthin ist hart: Alle möglichen Bewegungsabläufe ausprobieren, immer wieder hinfallen, aufstehen – und von vorne. Das Gehirn erprobt, wie es denn den Zwerg stabil aufrecht hält, wie das zuverlässig funktioniert, nach dem Motto: »einen Fuß vor den anderen«. Im Prinzip ist das ganze Schwanken, Wackeln, Hinfallen nichts anderes, als dass das Gehirn verschiedene Nervenverknüpfungen austestet. Bis der Nachwuchs endlich eines Tages läuft.

Kaum ist Junior die ersten paar Meter aufrecht vorwärtsgekommen, passieren zwei Dinge in seinem kleinen Kopf: Er freut sich riesig über den Erfolg. Sie wissen, was das bedeutet. Dopamin rauscht durch die Nervenbahnen, mit dem typischen Doppeleffekt: Junior fühlt sich froh, belohnt, stolz. Und das Dopamin sorgt gleich für den Lerneffekt. »So geht das also!« Etwas verkürzt: Ist Dopamin im Spiel, rücken Nerven enger zusammen. Unter dem Mikroskop sind dopamintrainierte Autobahnen sogar an ihrer Form erkennbar.

In den folgenden Tagen und Wochen saust Junior herum und die Nervenautobahnen festigen sich. So lange, bis Laufen völlig ohne Nachdenken funktioniert. Die erfolglosen Verknüpfungen werden abgeschaltet, die das Gehirn vorher ausgetestet hat, die aber nur zu blauen Flecken führten.

Natürlich ist beim Gehen und anderen komplexen Abläufen nicht nur eine Nervenbahn beteiligt. Die Sache funktioniert über ganze Netzwerke, in denen bestimmte Nerven über eine Schnellstraße miteinander verbunden sind. Denken Sie ans Autofahren: Nach einiger Zeit läuft alles quasi automatisch. Sehen Sie eine Gefahr, braucht es nur Millisekunden, bis der Fuß auf der Bremse ist. Dass das so blitzschnell geht, verdanken Sie genau einer solchen Nervenautobahn.

Nun haben Sie nebenbei auch verstanden, wie Lernen und Gedächtnis funktioniert: genau über solche sogenannten neuronalen Netzwerke.

Auto fahren, ohne nachzudenken, ist klasse. Sucht ist Mist. Und doch beruhen beide auf demselben Prinzip der Neuroplastizität, also Abläufen über Autobahnen im Kopf, über die wir nicht groß nachdenken und die sich teilweise sogar auch unserem Bewusstsein komplett entziehen. Und die sich im Falle der Sucht verselbstständigen.

Sucht hat keinen Sinn und Verstand

Jeder Süchtige hat andere Trigger, der Mechanismus ist aber immer derselbe. Wenn nach Feierabend beispielsweise immer der »Belohnungsdrink« winkt, reicht es irgendwann, nur den Computer runterzufahren – und der Sucht-Rennwagen startet. Der Anlass »Computer aus« hat mit Alkohol gar nichts zu tun, das Gehirn hat sich diese Abläufe aber sehr genau eingeprägt. Steht doch am Ende der Kette die Dopamindusche durch den Drink. Das läuft komplett unbewusst ab und wird trotzdem übermächtig. Das Hirn besteht auf Vollendung, die Autobahn im Kopf sorgt dafür.

Das Suchtgedächtnis kennt keine Logik. Orte können genauso triggern wie Situationen, bestimmte Menschen, Lieder, Speisen, sogar Farben und Gerüche. Dem Hirn ist das völlig egal. Hat es die Verknüpfung zwischen einer Sache oder Situation und einem Suchtmittel oft genug erlebt und bekam dabei durch Alkohol, Kokain oder Nikotin einen Dopaminkick, baut es eine Autobahn. Und die ist bitte zu von A bis Z zu befahren. Darauf pocht unser Oberstübchen.

Deshalb überfährt Abhängige der Suchtdruck auch manchmal wie ein ICE aus dem Nichts. Das Hirn hat einen Trigger wahrgenommen, ohne dass der Betroffene das realisierte. Das Suchtgedächtnis beschert dem Spieler freudige Erregung beim Anblick eines Automaten, treibt den Trinker am Feierabend ferngesteuert zum Glas und den Raucher nach dem Sex zur Kippe. Die Liste von Beispielen ließe sich endlos fortsetzen.

Will man aufhören, wird es extrem schwierig. Das übermächtige Suchtgedächtnis steht im Weg. Mit ihm lässt sich nicht verhandeln. So viel übrigens noch einmal zum Thema Sucht als Willens- oder Charakterschwäche. Selten so gelacht. Verhandeln kann man mit dem Suchtgedächtnis nicht. Aber es mit eigenen Waffen schlagen. Die gute Nachricht lautet: Hirnautobahnen lassen sich zum Trampelpfad zurückbauen.

Neuroplastizität bedeutet, dass sich das Hirn ständig neu organisiert. Nach einer – längeren – Zeit ohne Zigaretten, Koks und Co wird das Suchtnetzwerk im Hirn zumindest ein wenig träger. Es wird ja nicht mehr benutzt. Allerdings meldet es sich immer wieder, gelegentlich auch nachdrücklich, und ist damit eine dauernde Rückfallgefahr.

Wie muss eine Suchtbehandlung für einen ADHSler aussehen?

Um es gleich vorwegzunehmen: Wenn Sie es richtig machen wollen, müssen Sie zu Ihrem eigenen Experten werden. Wir machen Sie fit dafür. Ihre beste Haltung zum Therapiesystem: Erwarten Sie nichts und lassen Sie sich dann positiv überraschen. Das ist nicht böse gemeint – nur realistisch. Allein zum Thema ADHS wird noch so viel Unsinn verbreitet, auch in den Praxen. Dasselbe gilt für das Thema Sucht. Dass beide Themen so eng verzahnt sind, kommt gerade erst ganz zaghaft in der Wahrnehmung an. Die Erkenntnis, dass die klassische Suchtbehandlung und ADHS einfach nicht zusammenpassen, ist »exotisch«. Im gesamten DACH-Raum gibt es nur eine Handvoll Kliniken, die sich ADHS und Sucht auf die Fahnen geschrieben haben. Deshalb gilt das Motto: Selbst ist die Frau oder der Mann. Grundsätzlich gilt:

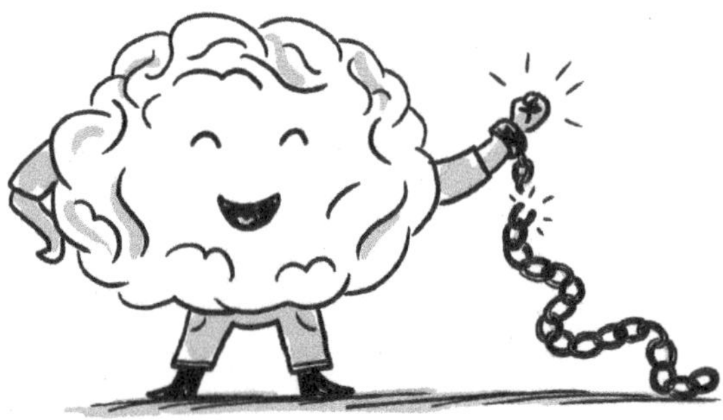

- Je gründlicher Sie verstanden haben, warum ein ADHS-ler tickt, wie er tickt, was Sucht neurobiologisch ist und welche Rolle Ihr Suchtmittel als »Medikament« spielt, umso leichter können Sie das Suchtmuster durchbrechen. Das alles haben wir bislang ja nicht ohne Grund aufgedröselt und erklärt.
- Je besser Sie Ihr ADHS im Griff haben, umso höher sind die Ausstiegschancen.
- Wenn Sie die Diagnose ADHS erst ganz frisch haben oder selbst das noch nicht einmal, kümmern Sie sich mindestens genauso intensiv um das Thema ADHS wie um das Thema Abhängigkeit. Sie brauchen Werkzeuge, Tipps und Tricks, damit Sie Ihr ADHS im Alltag nicht mehr so stresst und deshalb zum Suchtmittel greifen lässt. Es gibt auch spezielle Verhaltenstherapien für ADHSler. Die zielen ganz genau darauf ab: Tipps, Tricks, Tools, um mit der Reizflut besser umzugehen. Reizflut ist ein Schlüsseltrigger für Sucht.

Was sagen die Leitlinien?

Medizinische Leitlinien sind so was wie die Bibel eines Arztes. Sie geben vor, wie der Goldstandard einer Behandlung aussehen muss. Egal bei welcher Erkrankung. Natürlich gibt es auch eine Leitlinie für ADHSler mit einer Substanzgebrauchsstörung (SUD). Die ist glasklar:

- Bei Menschen mit SUD immer auch auf ADHS screenen, eben weil das so oft die eigentliche Wurzel ist.
- Wenn ADHS parallel zur Sucht vorliegt, soll auch beides parallel behandelt werden. Das heißt körperlicher Ent-

zug in der Klinik (wenn nötig) oder mindestens unter ärztlicher Aufsicht.
- ADHS-Medikamente einsetzen.
- Psychotherapie speziell für ADHS einsetzen.
- Gezielte Suchttherapie anwenden.

Sprich: Alles auf einmal. Alles im Paket. So wäre es in einer idealen Welt. Im Folgenden beschreiben wir, wie es da draußen leider oft genug abläuft:
- Generell: ADHS-Spezialisten haben in der Regel wenig bis keine Ahnung vom Thema Sucht. Die meisten Suchtspezialisten kennen sich mit ADHS nicht aus. Sie werden also zwischen Baum und Borke landen. Hilft nur, sich selbst gut auszukennen.
- Wenn Sie ein Abhängigkeitsthema haben, im Suchthilfesystem aufschlagen und bitten, gleichzeitig auf eventuelles ADHS getestet zu werden, treffen Sie gefühlt in zwei von drei Fällen auf ein »Nein«.
- Sollten Sie diese Hürde überwunden haben und die Diagnose steht, heißt es gefühlt in vier von fünf Fällen: »Erstmal die Abstinenz. Um ADHS kümmern wir uns später.« Das ist grundfalsch und widerspricht den Leitlinien.
- »Stimulanzien kommen bei ADHS gar nicht infrage«, ist dann das Sahnehäubchen. Je nach Studie bekommt jeder zweite ADHSler mit einer Substanzgebrauchsstörung keine Medikamente gegen ADHS, laut anderen Untersuchungen werden die Medikamente sogar 80 Prozent der Betroffenen verweigert. Obwohl die medizinischen Leitlinien deren Einsatz ganz klar fordern! Diesen Missstand prangern sogar die wissenschaftlichen Fachgesellschaften an. Das ändert aber auch nichts.

ADHS-Medikamente und Sucht: der Gamechanger

ADHS-Medikamente sind in der Behandlung von Abhängigkeiten aus meiner Sicht ein echter Gamechanger. ADHS-Medikamente behandeln nicht die Sucht selbst. Sie schaffen die Voraussetzung dafür, dass jemand eine Suchtbehandlung wirklich durchzieht und lernt, den Impuls zum Konsum zu kontrollieren.

Die Zahlen lügen nicht: In einer Studie mit über 10 000 Suchtpatienten (davon fast zehn Prozent mit ADHS, Alkohol, Opioide, Kokain, Cannabis, alles dabei) blieb die Gruppe mit ADHS-Medikamenten viermal länger bei der Suchttherapie. Sie zogen die Behandlung und ärztliche Begleitung drei Jahre durch – ohne Medikamente waren es neun Monate.

Früher Abbruch in den ersten 90 Tagen (der kritischste Zeitraum)? Nur fünf Prozent mit Medikamenten, gegen 35 Prozent ohne. Das lässt sich sogar nach den einzelnen Suchtmitteln aufschlüsseln, das gibt aber Zahlenspaghetti. Das schenken wir uns jetzt mal. Aber die Kernaussage ist immer dieselbe: Ohne ADHS-Medikamente rutschen die meisten schnell raus, brechen ab, konsumieren weiter. Mit ihnen bleiben sie drin, konsumieren weniger, schaffen öfter echte Abstinenz. Das ist kein »vielleicht hilft's«. Das ist messbar der größte Hebel, den es überhaupt in der Suchttherapie bei gleichzeitigem ADHS gibt. Da kann die restliche Therapie so gut sein, wie sie will. An diese Zahlen reicht keine heran.

Was ADHS-Medikamente leisten

- mehr Impulskontrolle → weniger spontane Konsumentscheidungen
- Kontinuität → Termine, Programme, Vereinbarungen können eingehalten werden
- bessere Aufmerksamkeit → Inhalte aus der Therapie kommen wirklich an
- mehr emotionale Stabilität → weniger »Konsum als Notfallreaktion«
- weniger Selbstmedikation → das Gehirn sucht weniger extreme Reize

Medikamente stoppen keine Sucht. Sie schaffen die mentale Grundlage, damit Behandlung wirken kann.

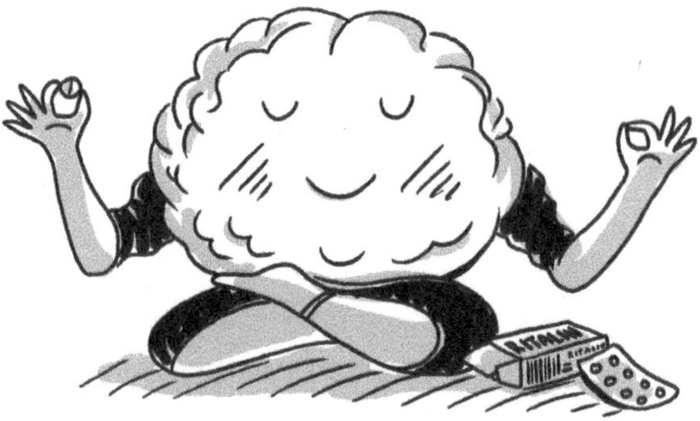

Lisa Guzek:
Das erste Mal Medikinet – Euphorie der Stille

24. November 2022 9:30 Uhr. Es war so weit. Die Apothekerin überreichte mir meine erste Packung Ritalin. Ich konnte es kaum erwarten, nach Hause zu kommen. Noch quasi in Hut und Mantel nahm ich die erste Tablette.

Danach zog ich mir die Straßenkleidung aus und setzte mich in meinem Zimmer auf meinen Bürostuhl, starrte die Wand an, hibbelte wie üblich mit meinem rechten Bein … und wartete. Mein Kopf summte und brummte wie üblich.

Ein Sammelsurium von Sachen, die noch auf meiner mentalen To-do-Liste standen und Fragen zum Ritalin. »Was ist, wenn es doch nicht wirkt? Habe ich vielleicht doch nicht ADHS? Die Kaffeemaschine muss endlich zur Reparatur, Mama liegt mir schon seit August damit in den Ohren … Ich frag mich, was ich spüren werde – Leute in meiner Selbsthilfegruppe behaupten immer, dass sich ADHS-Medikamente wie eine Brille für das Gehirn anfühlen. Ich hab eine Brille und ich habe auch ein Gehirn … aber wie muss ich mir das vorstellen? Meine Güte, mein Fußboden ist dreckig …«

Gegen 10 Uhr fiel mir etwas auf – mein Bein hibbelte gar nicht mehr. Es war so … still.

Und jetzt, wo ich so drüber nachdachte … alles war gerade still. Das Rauschen in meinem Kopf, das mich mein ganzes Leben begleitet hatte, war verstummt. Dies hatte ich bisher nur einmal erlebt, und zwar in der fünften Klasse nach meiner ersten Tasse Kaffee. Statt des Rauschens war nun ein Gedanke laut und klar zu hören: »Hey, lass mal einen Reparaturtermin für die Kaffeemaschine ausmachen.« Und dies tat ich dann auch. Und die Wäsche. Und das Putzen. Ich löste sogar endlich den Knoten in der Hundeleine, der mir schon seit einem Jahr auf die Nerven ging. All dies, ohne mich zu quälen, ohne vorher eine halbe Stunde nach dem perfekten YouTube-Video zu suchen, ohne immense Mengen Koffein zu konsumieren. Kurz gesagt: Ich machte es einfach.

Nun verstand ich auch, was mit »Brille fürs Gehirn« gemeint ist. Nur war es nicht meine Sicht, die nun endlich klar war – es war mein Kopf. Meine Gedanken waren kristallklar, ich musste mein Gehirn nicht mehr »zusammenquetschen«, um besser denken und handeln zu können.

Mir ist klar, dass ich damit ein echtes Glückskind bin. Das richtige Medikament in der richtigen Dosis und die Sache saß. Aus meiner Selbsthilfegruppe weiß ich, dass das auch ganz anders laufen kann. Und meistens auch anders läuft.

Wir stellen Ihnen die einzelnen Medikamente jetzt sehr ausführlich vor. Denn es gibt viele – und von so einigen wissen selbst Ärzte manchmal leider nichts. Für sie gibt es oft nur »Stimulanzien oder nichts« und das stimmt eben nicht. Es ist wichtig, dass Sie auch hier zum Experten werden. Eben weil sie ein Gamechanger sind und nicht nur im Hinblick auf das Thema Abhängigkeit. Das hat ja auch ganz viel mit Lebensqualität zu tun.

Die nachfolgenden dargestellten Informationen zu Medikamenten dienen ausschließlich der wissenschaftlichen Einordnung und allgemeinen Information. Die Einnahme, Dosierung oder Veränderung von Medikamenten darf nicht selbstständig erfolgen, sondern nur nach ärztlicher Diagnose und unter fachlicher Begleitung.

ADHS-Medikamente: Mythen und Fakten

Trotz der harten Fakten: Die Diskussion um ADHS-Medikamente gleicht mehr einem Kulturkampf als einer nüchternen Betrachtung. Da sie aber nun mal beim Thema ADHS und Sucht eine so zentrale Rolle spielen (weil sie den Suchtausstieg deutlich wahrscheinlicher machen), gucken wir mal sehr genau hin. Denn die Zahlen erschrecken: Man nimmt an, dass fast die Hälfte aller Erwachsenen, die die Diagnose ADHS erhalten haben, Medikamente dagegen aktiv ablehnen. Bei Kindern sind es zwei Drittel der Eltern, die das tun (und die Kinder erhalten die Medikamente so natürlich auch nicht).

Unter meinen Klienten sind viele ADHSler mit teilweise massiven Alkoholproblemen. Die meisten lehnen Medikamente ab, weil »die machen ja abhängig / sind gefährlich«. Aber zwei Flaschen Wein am Abend – das ging ja. Dabei tranken sie die als »Medikament«, wir hatten es weiter vorne schon.

Trotzdem: Die Abneigung gegen ADHS-Medikamente sitzt tief. Unsere Aufgabe ist es jetzt, Ihnen zumindest alles an Informationen zu bieten, was man über die ADHS-Medikamente wissen muss. Noch eines: Nein, wir sind nicht von der Pharmaindustrie bezahlt. Und wir sind auch sonst nicht von der Pharmabranche abhängig. Das kommt in einer so hoch ideologisierten Diskussion dann ja meist als Keule, wenn die Argumente versiegen. Wir haben auch keinen Geheimvertrag und verdienen nicht an jeder verschriebenen Pillenpackung mit (Ihr Arzt auch nicht).

Wer meine (Gaby) Bücher kennt, der weiß, wie kritisch ich teilweise dem heutigen Medizinbetrieb gegenüberstehe. Gehen Sie bitte möglichst unvoreingenommen an das Thema Medikamente heran und lassen Sie die Informationen auf sich wirken.

Ritalin, Medikinet & Co: die ADHS-Medikamente

Sehr kurz gesagt: Die populärsten ADHS-Medikamente machen dem Dopaminsystem Beine. Und nicht nur dem – auch dem Noradrenalin. Schlagen Sie gerne noch mal weiter vorne nach, dann bekommen Sie die Fäden jetzt zusammen. Bei diesen beiden Nervenbotenstoffen hakt es im ADHS-Hirn. Erhöht man durch Medikamente ihre Konzentration, flutscht die Kommunikation im Kopf.

Wäre es so simpel, würden alle ADHSler sie nehmen. Deshalb eine Einschränkung: Sie helfen tatsächlich nicht immer und/oder haben bei einigen auch unangenehme Nebenwirkungen.

Es gibt noch eine ganze Reihe anderer Medikamente, die nicht zu den »Stimulanzien« zählen, die aber dennoch bei ADHS zum Teil gute Erfolge haben.

Leider sind selbst Fachleute immer noch der Meinung, es gäbe nur Ritalin, Medikinet und Elvanse. Das stimmt aber bei Weitem nicht. Gerade die anderen Medikamente sind häufig für diejenigen ein Segen, die mit den Stimulanzien eben nicht gut klarkommen. Es könnte sein, dass Sie Ihren Arzt dann ggf. aktiv auf diese Alternativen ansprechen müssen. Sie lassen sich übrigens auch mit Stimulanzien kombinieren.

Methylphenidat

Der Klassiker unter den ADHS-Wirkstoffen. Methylphenidat steckt gleich in drei Medikamenten: Medikinet, Ritalin und Concerta. Sie unterscheiden sich allerdings darin, wie der Wirkstoff verpackt ist und wie langsam er im Körper anflutet bzw. wie lange er wirkt. Methylphenidat ist ein sogenannter Dopamin-/Noradrenalin-Wiederaufnahme-Hemmer.

Der Name ist Programm: Die Substanz verhindert, dass Dopamin und Noradrenalin wieder aus dem Nervenzwischenraum verschwinden. Es behindert die Wiederaufnahme in den Nerven. Daher der Name. So sammelt sich dann mehr beider Nervenbotenstoffe im Nervenzwischenraum an und diese können so kräftiger wirken. Aus einer Mangellage wird endlich ausreichende Versorgung.

Nach demselben Prinzip wirken auch die meisten Antidepressiva, nur eben beim Serotonin (das hier keine Rolle spielt). Deshalb ja auch deren Name: SSRI. Diese Antidepressiva sind heute so selbstverständlich geworden wie Smarties (ob das gut ist, sei dahingestellt). Aber bei Methylphenidat herrscht Aufregung, wenn der Arzt es vorschlägt. Macht irgendwie keinen Sinn.

Methylphenidat gibt es in unterschiedlichen Stärken und unterschiedlicher Wirkdauer. Es gibt kurzwirksames, das bereits nach 20 Minuten spürbar ist – dafür aber nur vier Stunden wirkt. Bildlich: steil hoch, steil runter. Diese Form ist ein No-Go, wenn es gleichzeitig um Abhängigkeit geht. Sie knallen so schnell rein, dass das Suchtgedächtnis darauf sofort anspringt. Dieser »Knall« ist ja genau das, worauf es programmiert ist. Viele Ärzte sind generell skeptisch, Stimulanzien bei Abhängigkeitserkrankungen in der Vorgeschichte einzusetzen. Die Daten belegen diese Annahme aber nur für die kurzwirksamen Medikamente.

Das vermeidet die sogenannte »retardierte« Methylphenidat-Tablette. Sie ist so gebaut, dass sie den Wirkstoff nur langsam und über Stunden verteilt abgibt. Sie flutet viel langsamer an, hält länger und verabschiedet sich auch softer aus dem Körper. Auch hier gibt es wieder unterschiedliche Präparate.

Das »Medikinet retard« gibt die Hälfte des Wirkstoffes als Push sofort ab und verteilt die andere Hälfte über einen längeren Zeitraum. »Concerta« startet mit rund 20 Prozent des Wirkstoffes als Push und verteilt dann den Rest.

Elvanse

In Elvanse steckt die Substanz Lisdexamfetamin. Der Name sagt es: Es gehört zur Gruppe der Amphetamine. Das schreckt viele erstmal ab, denn das klingt nach »Rausch« und »Abhängigkeit«. Das stimmt aber nicht. Lisdexamfetamin ist eine sogenannte Prodrug. Das bedeutet: Der Wirkstoff ist zunächst inaktiv und wird erst im Körper schrittweise in seine aktive Form (Dexamphetamin) umgewandelt. Dieser Umweg ist Absicht. Er sorgt dafür, dass das Medikament gleichmäßiger wirkt. Auf Deutsch: Es knallt nicht.

Elvanse hemmt, wie Methylphenidat, die Wiederaufnahme von Dopamin und Noradrenalin. Zusätzlich quetscht es mehr von beidem aus den Nerven heraus. Bildhaft: Es dreht den Wasserhahn auf und schließt den Abfluss.

Typische Gründe für einen Wechsel zu Elvanse sind:
- zu kurze Wirkdauer von Methylphenidat,
- starke Rebound-Effekte,
- emotionale Nebenwirkungen,
- oder schlicht: zu wenig Wirkung.

Strattera

In Strattera steckt Atomoxetin. Es gehört nicht zu den Stimulanzien und wirkt auch nicht sofort. Während Methylphenidat oder Amphetamine oft schon am ersten Tag spürbar sind, baut sich die Wirkung hier über Wochen auf.

Strattera wirkt ausschließlich auf das Noradrenalinsystem und hemmt dessen Wiederaufnahme. Dopamin beeinflusst es nur indirekt und nicht so stark wie die vorher genannten Medikamente. Strattera kommt zum Einsatz, wenn

- Stimulanzien schlecht vertragen werden,
- starke Angststörungen bestehen,
- Tics verstärkt werden,
- oder ein sehr gleichmäßiger 24-Stunden-Effekt gewünscht ist.

Das Ganze baut sich langsam auf, wirkt dafür aber sehr gleichmäßig und rund um die Uhr. Dafür fehlt meist das klassische Auf und Ab der Stimulanzien.

Intuniv

Hinter dem Namen verbirgt sich der Wirkstoff Guanfacin. Er wirkt an sogenannten Alpha-2A-Rezeptoren im präfrontalen Cortex. Klingt technisch – ist aber eigentlich ein schönes Bild.

Wenn Dopamin und Noradrenalin das Gaspedal darstellen, dann stabilisiert Guanfacin die neuronale Bremse.

Signalwege werden weniger störanfällig, Reize dringen nicht mehr ungefiltert durch.

Besonders hilfreich kann das sein bei:

- starker Impulsivität
- emotionaler Überreaktivität
- aggressiven Durchbrüchen
- ausgeprägter Reizoffenheit

Oder wenn Schlafprobleme ein Dauerthema sind. Guanfacin wirkt eher beruhigend als aktivierend. Oft wird Guanfacin übrigens kombiniert mit Stimulanzien eingesetzt, wenn diese zwar Fokus bringen, aber die emotionale Selbststeuerung noch wackelt. Guanfacin hat im DACH-Raum allerdings relativ eingeschränkte Zulassungen, zum Bedauern von Betroffenen. Bedeutet: selbst bezahlen.

Memantin

Der Wirkstoff ist schon ewig auf dem Markt. Sein Einsatzgebiet ist eigentlich eine Alzheimererkrankung. Trotzdem sind da Ansätze, die es auch für ADHS interessant machen. Allerdings ist das dann immer noch eine Off-Label-Verordnung. Gut begründet ist diese aber durchsetzbar.

Memantin beeinflusst nicht so sehr das Dopamin. Es reguliert vielmehr den Aufregerbotenstoff Glutamat (schauen Sie gerne noch mal weiter vorne nach). Von dem haben ADHSler häufig entweder zu viel oder die Andockstellen funktionieren nicht richtig. Die Folge: ständiges Rauschen, ungefilterte Reize.

Memantin dämpft diese Überaktivität und stabilisiert die frontalen Hirnnetzwerke (also auch den Chef, den präfrontalen Cortex). Indirekt wirkt es auch auf das Dopamin, weil das Dopamin dann vom Gehirn besser »gehört« wird.

Clonidin

Clonidin gehört zur selben Wirkfamilie wie Guanfacin, den sogenannten Alpha-2-Rezeptor-Agonisten. Es wirkt also nicht wie ein Stimulans, sondern eher regulierend und dämpfend auf bestimmte Stress- und Alarmnetzwerke im Gehirn.

Während Stimulanzien das Gaspedal drücken, hilft Clonidin eher dabei, das Nervensystem zu beruhigen. Es senkt die Grundspannung im System, wodurch Impulse weniger explosionsartig durchbrechen und Reize weniger überwältigend wirken. Man könnte sagen: Es dreht die innere Lautstärke etwas herunter.

Clonidin wird vor allem eingesetzt, wenn starke Impulsivität besteht, emotionale Ausbrüche häufig sind, Tics vorliegen oder Schlafprobleme eine große Rolle spielen. Es macht eher müde als wach und wird deshalb häufig abends genommen. Manche bekommen es zusätzlich zu Stimulanzien, wenn diese zwar den Fokus verbessern, aber das Nervensystem insgesamt noch zu hochgedreht bleibt.

Bupropion

Bupropion ist eigentlich ein Antidepressivum, wirkt aber ganz anders als die bekannten Serotoninmedikamente. Es hemmt die Wiederaufnahme von Dopamin und Noradrenalin – also genau den beiden Botenstoffen, die auch bei ADHS zentral sind.

Im Gegensatz zu klassischen Stimulanzien schiebt es diese Systeme nicht direkt an, sondern sorgt eher dafür, dass vorhandene Signale länger bestehen bleiben. Bildlich: Es verstärkt die vorhandene Übertragung, ohne den Motor zusätzlich hochzujagen. Bupropion wird häufig in Betracht gezogen, wenn ADHS zusammen mit Depression auftritt, Stimulanzien nicht vertragen werden, eine mildere, gleichmäßigere Wirkung gewünscht ist oder Missbrauchsrisiken vermieden werden sollen.

Es wirkt nicht sofort, sondern baut sich über Tage bis Wochen auf. Viele beschreiben die Wirkung als subtiler als bei Stimulanzien, dafür aber stabil und emotional ausgleichend.

Viloxazin

Viloxazin ist ein älteres Antidepressivum, das inzwischen wiederentdeckt wurde – diesmal speziell für ADHS. Es hemmt hauptsächlich die Wiederaufnahme von Noradrenalin, beeinflusst aber zusätzlich mehrere Serotoninrezeptoren.

Das macht seine Wirkung etwas breiter als bei Atomoxetin. Es stabilisiert Aufmerksamkeit, kann aber gleichzeitig überschießende Emotionen dämpfen. Man könnte sagen: Es sorgt nicht nur für mehr Signalstärke, sondern auch für ein ruhigeres Grundrauschen im System.

Viloxazin kommt vor allem infrage, wenn Stimulanzien nicht gut vertragen werde oder eine nicht-stimulanzielle Option gewünscht ist. In Europa ist es noch wenig verbreitet, in den USA wird es zunehmend eingesetzt. Die Wirkung baut sich ähnlich wie bei Atomoxetin langsam auf und wirkt dann relativ konstant über den Tag.

Modafinil/Armodafinil

Modafinil wurde ursprünglich gegen Narkolepsie entwickelt, also gegen krankhafte Tagesschläfrigkeit. Es wirkt wach machend, aber nicht wie klassische Stimulanzien. Der Mechanismus ist komplex: Es beeinflusst Dopamin, Noradrenalin, Histamin und das sogenannte Orexin-System, das unsere Wachheit steuert.

Im Gegensatz zu Amphetaminen erzeugt Modafinil meist kein starkes »Push-Gefühl«. Viele erleben es eher als Klarheits- oder Wachheitsmedikament. Bildlich: Es macht das Licht im Kopf an, ohne die Drehzahl hochzutreiben.

Bei ADHS wird es manchmal eingesetzt, wenn starke mentale Müdigkeit im Vordergrund steht, klassische Stimulanzien zu nervös machen, eine lange, gleichmäßige Wirkung gewünscht ist oder Fokusprobleme eher mit Antriebsschwäche zusammenhängen.

Armodafinil ist dabei im Grunde nur die länger wirksame Variante des gleichen Wirkstoffs. Beide sind für ADHS nicht offiziell zugelassen, werden aber in Einzelfällen off-label genutzt.

Antidepressiva (SSRI)

Medikamente wie Sertralin, Escitalopram oder Fluoxetin gehören zu dieser Gruppe. Sie hemmen die Wiederaufnahme von Serotonin – einem Botenstoff, der vor allem Stimmung, Angst und emotionale Stabilität beeinflusst. ADHS ist aber keine Serotoninstörung. Trotzdem haben viele ADHSler Antidepressiva quasi automatisch auf dem Rezeptblock.

Exakte Zahlen dazu gibt es nicht. Was Studien aber zeigen: Viele Erwachsene mit ADHS bekommen zunächst Antidepressiva – oft lange bevor jemand auf die Idee kommt, die eigentliche Ursache zu prüfen. Sobald ADHS korrekt behandelt wird, sinkt in Untersuchungen der Bedarf an Antidepressiva deutlich.

Das Problem liegt weniger bei den Patienten als im System. ADHS im Erwachsenenalter zeigt sich häufig über Erschöpfung, Angst, Selbstwertprobleme oder depressive Episoden. Das lässt beim (Haus-)Arzt schnell die Diagnose »Depression« aufploppen und das SSRI steht schneller auf dem Rezeptblock, als man Piep sagen kann.

Eine ADHS-Diagnostik ist dagegen aufwendiger, Stimulanzien sind reguliert und die Behandlung gilt vielen immer noch als heikel. Also wird oft erst einmal das behandelt, was am leichtesten per Rezeptblock zu therapieren ist. Für die Betroffenen bedeutet das nicht selten: Die Stimmung wird gedämpft, aber die eigentlichen Probleme bleiben bestehen. Böse gesagt: Antidepressiva können helfen, mit ADHS besser zu leiden.

Sinnvoll sind SSRI deshalb vor allem dann, wenn zusätzlich eine echte Depression vorliegt – was bei Erwachsenen mit ADHS tatsächlich häufig vorkommt, allerdings meist als Folge jahrelanger Überforderung und nicht als deren Ursache.

Nebenwirkungen

Jedes wirksame Medikament kann Nebenwirkungen haben. Das gilt auch für ADHS-Medikamente. Wichtig ist: Die meisten Nebenwirkungen sind vorhersehbar, dosisabhängig und oft vorübergehend. Oft sind sie auch Ausdruck einer falschen Dosis. Das kann Über- genauso wie Unterdosierung sein.

Stimulanzien (Methylphenidat, Amphetamine)
Typisch sind verminderter Appetit, Schlafprobleme, trockener Mund, Kopfschmerzen, leichter Puls- oder Blutdruckanstieg.

Manche berichten anfangs auch über innere Unruhe oder ein »angespanntes« Gefühl. Das liegt meist daran, dass die Dosis noch nicht optimal eingestellt ist oder das Medikament zu schnell anflutet.

Methylphenidat stimuliert – das zeigt sich oft in einem beschleunigten Puls. Eigentlich nichts Dramatisches, wer aber ohnehin Probleme mit dem Herz-Kreislauf-System hat, darf kein Methylphenidat nehmen. Deshalb prüfen viele Ärzte das auch, bevor sie dieses ADHS-Medikament verschreiben.

Stimulanzien wirken nur, solange sie im Körper sind. Nebenwirkungen verschwinden auch wieder, sobald die Wirkung nachlässt. Dauerhafte Schäden durch korrekt eingesetzte Stimulanzien sind in Studien nicht belegt. Entscheidend ist eine saubere Einstellung und ärztliche Begleitung.

Nicht-Stimulanzien (Atomoxetin, Guanfacin, Clonidin, Ähnliche)

Häufig sind Müdigkeit oder Schläfrigkeit (vor allem bei Guanfacin/Clonidin), Schwindel oder niedriger Blutdruck, Magen-Darm-Beschwerden oder Kopfschmerzen.

Atomoxetin kann zusätzlich anfangs Übelkeit oder Appetitverlust verursachen. Da es dauerhaft wirkt und nicht nur stundenweise, verschwinden Nebenwirkungen meist nicht sofort, sondern klingen über Tage oder Wochen ab.

ADHS-Medikamente sind kein Aspirin nach dem Motto: einwerfen, Kopfschmerzen zuverlässig weg. Es kann ziemlich kniffelig sein, das individuell Richtige für den Betroffenen herauszufinden. Daran allein rumzudoktern, geht nicht, dazu braucht es einen erfahrenen Facharzt. Von dem Sie aber erwarten dürfen, dass er Sie ernst nimmt. Berichten Sie von Unverträglichkeiten auf eine Substanz hat er noch reichlich Alternativen. »Stimulanzien oder gar nichts« ist nicht mehr zeitgemäß.

Der gängigste Blödsinn über ADHS-Medikamente

Räumen wir mit dem größten Unsinn mal gründlich auf, der zum Thema Medikinet, Ritalin & Co im Umlauf ist.

»Die machen abhängig.«

Nein, das stimmt nicht. Jedenfalls nicht, wenn man sie für das einsetzt, für das sie gedacht sind. Schauen wir genauer hin. Abhängigkeit hat vier große Kriterien:

Kontrollverlust
Abhängigkeit bedeutet, dass Konsum nicht mehr gesteuert werden kann. Bei stabil eingestellten ADHS-Patienten sieht man typischerweise das Gegenteil: Medikamente werden geplant genommen – oft sogar vergessen. Vergessen ist übrigens ein ziemlich guter Anti-Suchtmarker.

Dosissteigerung
Bei Suchterkrankungen wird die benötigte Menge immer größer, weil die Wirkung nachlässt. Nach der Einstel-

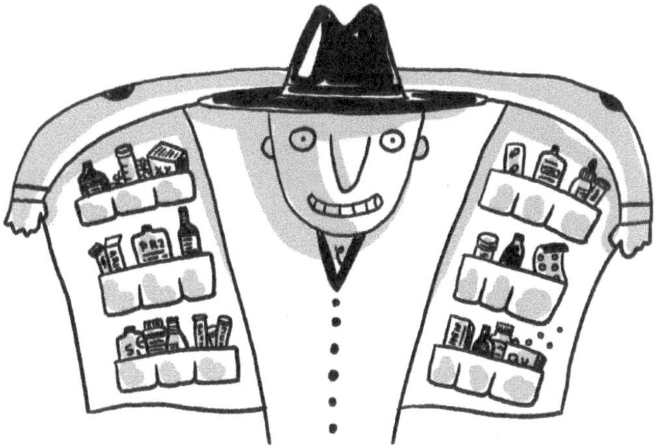

lungsphase (in der bewusst hoch dosiert wird, weil man die niedrigstmögliche Dosis erwischen will) ist das nicht der Fall. Die Dosis bleibt stabil.

Wenn sie steigt, liegen die Gründe fast immer außerhalb klassischer Toleranzmechanismen – etwa veränderte Lebensanforderungen (mehr Stress), Gewicht, Stoffwechsel oder andere Erkrankungen, die sich eingeschlichen haben. Eine automatische Aufwärtsspirale wie bei Drogen gibt es nicht.

Entzugssymptome

Entzug bedeutet: Der Körper reagiert auf das Wegfallen der Substanz negativ (das berühmte Zittern ohne Alkohol und anderes). Setzt man ADHS-Medikamente abrupt ab, kehrt die ADHS-Symptomatik zurück, Müdigkeit stellt sich ein. Das ist kein Beweis für Abhängigkeit – sondern oft schlicht der unbehandelte Ausgangszustand oder ein temporärer neurochemischer Gegenregulationseffekt. Man muss sauber trennen zwischen:

»Mir geht es ohne Medikament wieder schlechter« und »Mein Körper verlangt nach der Substanz«.

Das ist nicht dasselbe. Genauso könnte man sonst von allen anderen Medikamenten, die etwa Schmerzen oder Entzündungen unterdrücken, sagen, sie machen abhängig. Weil die Symptome ohne sie zurückkommen.

Craving

Craving bedeutet ein starkes, drängendes Verlangen nach der Substanz. Das ist was ganz anderes, als wenn ADHS-Patienten sagen: »Mit dem Medikament kriege ich meinen Alltag hin.« Das ist kein Suchtdruck – das ist Nutzenbewertung. Niemand spricht von Insulin-Craving.

Man muss pausieren, um die Wirkung nicht zu verlieren

Ein tragischer Irrtum. Dem auch eine Klientin von mir erlegen ist, über Jahre. Sie hat sich mit ihrem Medikament unter der Woche tagsüber fit gemacht (»muss ja am Arbeitsplatz funktionieren«), am Freitag damit aber aufgehört, um »ihr Hirn zu schonen«. Quintessenz: Die Frau lebte nur für die Arbeit, die Wochenenden überließ sie wieder dem Hirnchaos. Genuss und Entspannung sieht anders aus. Was mich damals am wütendsten gemacht hat: Die Empfehlung der »Wochenendpause« kam auch noch von ihrem Psychologen, der sicherlich eine gute Ausbildung hat, aber halt nicht in Pharmakotherapie.

Der Gedanke dahinter ist eng verwandt mit dem Gerücht, dass das Medikament süchtig macht. Also die Idee: Das Gehirn regelmäßig »clean« werden lassen. ADHS-Medikamente sind aber kein Alkohol. Neurobiologisch ist das absoluter Unfug (siehe oben unter »machen süchtig«).

Was viele unterschätzen: Pausen sind nicht automatisch harmlos! Ohne Medikamente kehren Impulsivität, riskantes Verhalten, Unfallrisiko, emotionale Dysregulation und Konflikte zurück. Die »Pause« ist also gefährlicher als das Medikament (wenn es überhaupt gefährlich ist).

Bei manchen erzeugt das ständige An/Aus mehr Nebenwirkungen als das kontinuierliche Weiternehmen, weil der Körper sich immer wieder neu anpassen muss. Außerdem interpretieren manche den Kontrast falsch: »Ohne Medikament geht's mir ja viel schlechter – ich brauche immer mehr!« Dabei erleben sie nur den direkten Vergleich.

Man muss ständig die Dosis erhöhen

Dies ist ein Teil der Mär vom Abhängigkeitspotenzial der ADHS-Medikamente. Auch das stimmt nicht. Was stimmt: In der Einstellungsphase muss erst einmal die richtige Dosis gefunden werden. Das kann durchaus beinhalten, sie langsam zu erhöhen, unter Kontrolle des Arztes. Bei dieser Dosis bleibt es dann aber.

Sehr erfahrene ADHSler wissen: Nicht jeder Tag ist gleich. Gerade Frauen brauchen »an den Tagen vor den Tagen« manchmal tatsächlich mehr. Oder während der Körper mit einem Infekt kämpft. Das ist individuell und gibt sich auch wieder. Spaß am Rande: Und ganz, ganz Erfahrene wissen morgens an einigen Tagen schon intuitiv »der Tag heute ist für die Tonne, da hilft dann auch kein Kilo Ritalin mehr, das haken wir mal ab unter ›heute nicht‹«. Dann nehmen sie gar nichts. Hilft eh nicht. Und ganz ehrlich: Genau so ist es richtig. Diese ADHS-Profis in eigener Sache wissen, dass es manchmal eben nutzlos ist, gegen ihr eigenes Gehirn zu kämpfen, wenn es denn mal zeitweilig so gar nicht will.

»Jedes Mal ein kleiner Entzug«

Jedes Medikament hört irgendwann auf zu wirken. Bei Zahnschmerzen genauso wie bei ADHS. Dann kommen die typischen ADHS-Dinge wieder zum Vorschein. Der Kopf brummt, die Konzentration schwindet. Das allerdings dann auf einen »Entzug« zu schieben, ist ziemlich absurd.

Was es tatsächlich gibt, ist der sogenannte »Rebound«. Das ist das biochemische Loch, in das manche in dieser Phase kippen. Das bedeutet: Kurzfristig schlägt das Pendel sozusagen in die andere Richtung – die Symptome können sogar heftiger da sein als normalerweise. Aber das fängt sich rasch und geht vorbei. Es ist kein Entzug.

Diesen Rebound kennen die meisten vom kurzwirksamen Methylphenidat. Da geht die Wirkungskurve steil rauf –

aber eben genauso schnell wieder runter. Achterbahnfahrt. Das ist bereits beim sogenannten retardierten Methylphenidat anders. Dies wird langsam ins Blut abgegeben, über den Tag verteilt. Die Kurve steigt sanft an – und fällt genau so wieder ab. Bei Lisdexamfitamin ist es noch weniger stark, berichten die meisten Betroffenen.

Um es zu vergleichen: Medikinet und Ritalin sind ein Lichtschalter. »Knips, die Lampe leuchtet.« Elvanse ist ein Sonnenauf- und -untergang. Die ADHS-Medikamente aus der Gruppe der Nicht-Stimulanzien produzieren überhaupt keinen Rebound. Sie brauchen dafür auch teilweise bis zu zwei Wochen, bis sich eine Wirkung einstellt.

ADHS-Medikamente verändern die Persönlichkeit eines Menschen

Fast möchte man schreien: »Ja, was denn sonst?« Was ist denn die Persönlichkeit eines Menschen? In der Psychologie definiert man sie als einen Cocktail der »Big Five«, also eine Mischung aus fünf Merkmalen: Gewissenhaftigkeit, Offenheit und Aufgeschlossenheit für Erfahrungen, Geselligkeit, soziale Verträglichkeit und die emotionale Labilität und Verletzlichkeit.

Sie wissen ja jetzt schon einiges über die Jobs einzelner Hirnregionen und von Nervenbotenstoffen. Jetzt schauen Sie doch die Persönlichkeitsmerkmale noch mal mit dieser Brille an:

- Gewissenhaftigkeit beim ADHSler? Außer im Hyperfokus? Na ja …
- Offenheit und Aufgeschlossenheit? Aber nur, wenn die Amygdala nicht laufend Angst und Schrecken verbreitet, weil das gesamte System ständig unter Stress steht.
- Geselligkeit? Aber nur, wenn die Reize nicht überhandnehmen, weil der präfrontale Cortex nicht ordentlich sortiert. Kernsymptom von ADHS. Folge: Der Betroffene klinkt sich allein deshalb emotional oft einfach aus – oder er verlässt die »gesellige Runde« gleich ganz.
- Soziale Verträglichkeit? ADHSler können echte »Stinkepeter« sein, wenn die Impulskontrolle hakt. Sie erinnern sich? Kernsymptom von ADHSlern. Ständig andere im Gespräch unterbrechen nervt auch. Und: ADHSler sind sehr empfindlich, denken viel zu oft, man kritisiere sie. Das endet auch oft im Streit, den niemand versteht.

Wollen die Betroffenen das so? Nein. Setzt man Medikamente ein und das alles verschwindet, ändert sich dann ihr »Charakter«? Wieder Nein. Und selbst wenn: Dann dürfen immer noch die Betroffenen selbst entscheiden, ob sie diese »Charakteränderung« mögen.

Schlimm finde ich persönlich, wenn Eltern mit diesem Argument ihren Kindern Medikamente verweigern, weil »der Junge halt nun mal ein wenig wild ist, das wollen wir ihm doch chemisch nicht wegnehmen«. Niemand kann in den Kopf des Buben schauen und sehen, wie (un)glücklich er vielleicht ist. Wir kommen auf das Thema ADHS-Medikamente bei Kindern noch mal zu sprechen.

Wer ADHS-Medikamente nimmt, wird zum Zombie

Auch das stimmt nicht. Jedenfalls nicht, wenn die Dosis stimmt. Leider war es früher anders und daher stammt diese Einschätzung. In den 60er-Jahren wurde Methylphenidat bei Kindern eingesetzt, die heute die Diagnose ADHS bekommen würden. Damals hieß das Ganze noch »hyperkinetisches Syndrom«. Was genau alles dahintersteckte, wusste man noch gar nicht. Trotzdem bemerkte man: Wenn man diesen Kindern große Mengen Methylphenidat gab, wurden sie »endlich still«. Das waren dann in der Tat Zombies.

Damals waren Dosierungen von 80 bis 100 Milligramm am Tag eher die Regel als die Ausnahme. Zum Vergleich: Bei Kindern sind wir heute im Schnitt bei 20 Milligramm, vielleicht mal etwas höher und nur in Ausnahmenfällen liegt die Dosis deutlich höher.

Was damals mit den Kindern passierte: Wenn man Stimulanzien komplett überdosiert (was damals der Fall war) kehrt sich ihr Effekt quasi um, jedenfalls bei ADHSlern. Kurz: Das Gehirn macht dicht, geht in den Shutdown. Das fand man damals gut: Die »nervigen Zappelphilippe« waren endlich ruhig. Aus heutiger Sicht echt gruselig. Die hat man wirklich in den Zombiestatus versetzt.

Noch mal, weil es so wichtig ist: Das ist heute nicht mehr der Fall! Heute gibt es die Medikamente außerdem auch in retardierter Form, der Wirkstoff wird zeitverzögert abgegeben. Allein deshalb kommt man mit viel niedrigeren Dosierungen aus. Und: Man tastet sich von unten heran. Bedeutet: Man dosiert in der Findungsphase ganz langsam auf, bis die Wirkung merkbar wird. Damals hat man den Kindern von Anfang an Megamengen gegeben.

»Die behandeln nur Symptome«

Völlig richtig! Genau wie Hustensaft, Aspirin oder Insulin. Eines der absurdesten Gegen-»Argumente« überhaupt.

»Wer die nimmt, bekommt später Parkinson«

Dieses Gerücht klingt bestechend logisch: Parkinson hat mit Dopamin zu tun, ADHS hat mit Dopamin zu tun, also müssten ADHS-Stimulanzien irgendwann »das Dopaminsystem kaputt machen«. Genau diese Logik ist der Fehler. Parkinson entsteht, weil bestimmte Dopamin produzierende Nervenzellen im Mittelhirn nach und nach zugrunde gehen. Stimulanzien in medizinischer Dosierung nutzen diese Zellen nicht ab wie eine Batterie. Sie befehlen dem Körper ja nicht: »Los, produziere jetzt mehr«, sondern sie stoßen nur eine andere Verteilung an.

Würden Stimulanzien Parkinson verursachen, müssten wir nach Jahrzehnten millionenfacher Verordnung längst eine deutliche Parkinsonwelle bei Behandelten sehen – die gibt es nicht.

Was es gibt, ist etwas, das leicht falsch verstanden wird: Menschen mit ADHS scheinen insgesamt etwas häufiger später eine Parkinson-Diagnose zu bekommen als Menschen ohne ADHS. Das bedeutet nicht automatisch, dass die Medikamente schuld sind. Es kann genauso gut heißen, dass ADHS und Parkinson teilweise gemeinsame biologische Grundlagen haben – etwa eine besondere Verwundbarkeit der Dopaminsysteme oder genetische Faktoren. Das sieht dann schnell aus wie ein Medikamenteneffekt, dabei haben beide wohl eher dieselbe Wurzel.

Die zweite große Verwechslung: der Vergleich mit illegalen Stimulanzien. Bei Methamphetamin-Missbrauch gibt es tatsächlich Hinweise, dass die Dopamin produzierenden Zellen im Gehirn späteres Parkinson begünstigen können. Aber das ist eine völlig andere Welt als die ADHS-Behandlung: andere Substanz, andere Dosierungen, andere Muster, andere Begleitumstände.

Unterm Strich: Nach heutigem Stand gibt es keinen belastbaren Nachweis, dass korrekt verordnete Stimulanzien wie Methylphenidat Parkinson als Spätfolge auslösen. Was man beobachtet, passt deutlich besser zu »ADHS und Parkinson hängen irgendwie zusammen« und zu »Drogenmissbrauch ist riskant« – nicht zu »die Therapie macht krank«.

Kein Mythos: ADHS-Medikamente verlängern das Leben

Steile These, finden Sie? Die beweisen wir Ihnen. Große Studien fanden: Menschen mit unbehandeltem ADHS sterben früher als Nichtbetroffene. Wir reden von fünf bis sogar zehn Jahren früher. Der Grund ist nicht die Krankheit, die irgendwo im Körper weiterwütet und irgendwann zum Tod führt. Der Grund sind Unfälle (durch riskantes Verhalten), Suchterkrankungen, emotionale Krisen bis zum Suizid. Schlafprobleme (auch das ist ein eigener Risikofaktor), schlechte Ernährung, chaotische Lebensführung. Beispiel: Ein ADHSler braucht Blutdruckmedikamente, vergisst aber oft, sie einzunehmen. Klar, dass dessen Herz-Kreislauf-Risiko deutlich ansteigt.

Das sind alles direkte Folgen der Kernsymptome: Impulsivität, Reizüberflutung, schwankende Steuerung und emotionale Dysregulation. Wenn sich all diese Risiken über Jahre und Jahrzehnte summieren, ergibt sich genau das, was die Statistiken zeigen: kein verborgenes Krankheitsgeschehen, sondern ein Leben, das öfter ins Schleudern gerät.

ADHS-Medikamente tragen dazu bei, genau das abzustellen. Große Studien zeigen deshalb ein sehr klares Muster: Erhalten ADHS-Patienten Medikamente, gibt es weniger Suizidversuche, weniger Unfälle, weniger Verletzungen, weniger Krankenhausaufnahmen und insgesamt auch weniger Todesfälle.

Kurz: ADHS-Medikamente sind kein Jungbrunnen. Sie verlängern aber das Leben, weil sie helfen, es weniger oft gegen die Wand zu fahren.

Medikamente: Fazit

Stimulanzien machen bei korrekter Anwendung nicht abhängig, sie zwingen niemanden in eine Wochenend-Detox-Sekte, sie erzeugen keinen »Entzug« im Sinne einer Suchterkrankung und sie verwandeln Menschen nicht in Zombies. Was sie tun, ist viel unspektakulärer: Sie verschieben die neurochemischen Bedingungen so, dass ein ADHS-Gehirn seine Kernprobleme – Steuerung, Filterung, Impulsbremse, Frustrationstoleranz – überhaupt erst zuverlässig in den Griff bekommt. Das bedeutet für unser Thema, dem Betroffenen die Möglichkeit zu verschaffen, seinen Substanzmissbrauch zu besiegen.

Wenn sich dadurch Verhalten und »Persönlichkeit« verändern, dann nicht, weil ein neuer Mensch entsteht, sondern weil der alte endlich wieder Zugriff auf seine eigenen Fähigkeiten bekommt.

Die wirklichen Risiken der ADHS-Medikamente liegen im falschen Umgang: Überdosierung, hektisches mal einnehmen / mal nicht einnehmen, unpassende Präparate bei Menschen mit Suchterkrankung, fehlende ärztliche Begleitung und die naive Gleichsetzung von therapeutischer Einnahme mit Drogenmissbrauch.

Und selbst beim Parkinson-Gerücht ist die Pointe dieselbe: ADHS und Parkinson können statistisch irgendwie zusammenhängen, ja. Aber daraus eine »Spätfolge« der Medikamente abzuleiten, ist ein klassischer Denkfehler – und wird zusätzlich dadurch verwässert, dass man illegale Hochdosisstimulanzien mit einer kontrollierten Behandlung verwechselt.

Wenn man all diese Mythen auf einen Nenner bringen will, dann so: Viele Menschen haben Angst vor dem Bild »Chemie im Kopf«. Dabei ist das eigentliche Drama oft nicht das Medikament – sondern der Verzicht darauf aus falschen Gründen.

Raus aus der Sucht

Also, erstmal ein Kompliment. Wenn Sie bis hier (weitgehend) durchgehalten haben und einiges an Informationen mitnehmen konnten, dann wissen Sie schon mehr als die meisten Therapeuten. Von den Betroffenen ganz zu schweigen.

Zeit also, damit zu beginnen, wie man eine Abhängigkeit (von was auch immer) loswird, wenn man nun mal ADHS hat. Beides hat ja mit einer »durchgeschüttelten« Biochemie im Kopf zu tun.

Das Kernproblem: Das Suchtmittel rückt kurzfristig die ADHS-Hirnchemie wieder gerade, wirkt also als »Medikament«, stimuliert das Suchtgedächtnis aber genau an der Achillesferse des Betroffenen: dem Dopamin. Nun soll der ADHSler das willentlich wieder aus dem Leben verbannen. Obwohl doch seine Verstandes- und Impulskontrolle per Definition kein Spitzensportler ist. Niemand hat gesagt, es sei einfach. Aber: Geht nicht, gibt's nicht.

Bevor wir in den Wald laufen und ihn dann vor lauter Bäumen nicht sehen, machen wir das doch mal ganz strategisch. Was ist das Ziel? Das Ziel jeder Suchtbehandlung ist eine stabile Selbstregulation ohne Drogen. Was so technisch klingt, schauen wir uns mal genauer an.

And the winner is: stabile Selbstregulation

»Ich halte mich und mein Leben aus – ohne Drogen.« Das bedeutet stabile Selbstregulation. Also: nerviger Tag? Stress? Blöder Chef? Traurig? Oder – am anderen Ende der Fahnenstange: euphorisch? Wer Tricks und Tipps kennt, um Emotionen auszugleichen, der kann sich selbst regulieren. Wer das kann, braucht keinen Alkohol oder Joint dazu. So weit, so logisch. Das ist auch in der konventionellen Suchtbehandlung so und deshalb lernt man dort unter anderem genau das. ADHSler stolpern wegen ihrer Hirnchemie durch den Alltag – und greifen deshalb zu Suchtmitteln.

1. Fazit: Je besser das ADHS selbst im Griff ist, umso leichter fällt auch der erfolgreiche Suchtausstieg.
2. Fazit: Einige Techniken, die die konventionelle Suchthilfe benutzt, zünden beim ADHSler nicht oder sind gar kontraproduktiv. Man muss sie deshalb anders gestalten, Kreativität ist gefragt.

Ein ADHSler kann nur dann langfristig seine Sucht loswerden, wenn beides in die Behandlung mit einfließt.

Schritt 1: Den Alltag ADHS-freundlicher machen

Auch hierin steckt eine simple Logik: Je weniger man ein ADHS-Hirn stresst, umso weniger ruft es nach Beruhigung durch Drogen. Die gute Nachricht ist: Es gibt wirklich hervorragende Tipps dazu auf YouTube, so richtig praxistauglich.

Geschmacksprobe: Eine Dame zeigt, wie sie ihre Küche organisiert hat. Alles, was man zum Kaffeemachen braucht, steht dicht beieinander. Warum? Damit sie auf dem Weg quer durch die Küche zum Schrank nicht noch am Geschirrspüler vorbeikommt, »der ja auch noch ausgeräumt werden muss«, oder am Poststapel auf dem Küchentresen, der auf einmal die Aufmerksamkeit wegrutschen lässt. Von solchen teilweise simplen, aber so wirksamen Kniffen gibt es wirklich viele, schauen Sie sich danach um.

Der ideale Alltag eines ADHSlers folgt maximal vielen Routinen, die Umgebung ist möglichst reizarm (auf allen Ebenen: sehen, hören, riechen, schmecken). Stellen Sie sich das ADHS-Hirn als Flipperspiel vor. Jeder Reiz ist eine Ecke, an die die Kugel knallt. Sind es zu viele, wird sie immer schneller, das Spiel immer chaotischer, am Ende unbeherrschbar und die Abwehr bricht zusammen.

Der Job ist für viele ein Hauptstressfaktor. Deshalb hier ein paar Tipps, wie sich das alles deutlich verbessern lässt – und das Gehirn abends nicht völlig reizüberflutet und ausgelaugt ist. Nehmen Sie die Herangehensweise auch als Beispiel dafür, wie klein manche Veränderungen nur sein müssen, um im Ganzen eine Riesenwirkung zu entfalten. Das betrifft natürlich auch das Privatleben. Nehmen Sie das bitte auch als Anregung, nach weiteren solchen Tipps und Tricks Ausschau zu halten. Auf YouTube gibt es viel Hilfreiches dazu, Bücher, Selbsthilfegruppen.

Exemplarisch also jetzt mal: den Job ADHS-freundlicher gestalten.

Der Job als Dreh- und Angelpunkt

Lange Meetings, ständige Geräuschkulisse, ein Kollege steckt den Kopf durch die Tür, E-Mails prasseln rein, das Telefon unterbricht die mühsam geordneten Gedanken. Für viele ADHSler ist der Job eher eine Qual, als eine Berufung.

Der Schreibtisch ist das A und O

Das ADHS-Hirn kann keine Reize filtern, alles prasselt als »gleich wichtig« hinein. Folge: Halten Sie Ihren Arbeitsplatz möglichst schlank.

Räumen Sie die Arbeitsfläche leer
Alles Sichtbare beansprucht Aufmerksamkeit. Familienbilder sind schön, haben aber auf Ihrem Tisch nichts verloren, weil sie Gedanken in eine andere Richtung schicken. Pflanzen? Nein. Sie könnten nach Wasser verlangen oder ein braunes Blatt entwickeln – zack, sind die Gedanken abgedriftet. Postkarten, Sticker, Sinnsprüche? Alles sicherlich Ausdruck Ihrer Persönlichkeit, aber kontraproduktiv. Weg damit.

Halten Sie die Fläche ruhig

Je monotoner Farben und Formen auf Ihrem Schreibtisch sind, umso weniger Reize locken Ihr Gehirn. Alle Ordner in derselben Farbe, keine Leuchtfarben. Alle Ablagen in derselben Form. Nutzen Sie möglichst geschlossene Ablagen, die benötigen keine Aufmerksamkeit. Boxen, Ordner, Ablagefächer …

- Sticker am Monitor sind ein absolutes No-Go!
  Egal ob Memozettel oder Gags: Der Monitor ist keine Pinnwand. Das macht Ihr Hirn wahnsinnig.
- Sorgen Sie für gutes Licht und eine richtige Sitzposition.
  Stimmt davon was nicht, irritiert das, wenn auch vielleicht unbemerkt. Ein gut ausgeleuchteter Arbeitsplatz mit einem bequemen Stuhl ist ideal.
- Geben Sie jedem Gegenstand einen festen Platz.
  Sorgen Sie dafür, dass Sie an Ihrem Schreibtisch quasi alles »im Schlaf« oder »blind« finden. Das verhindert Ablenkungen, Suchen ist ohnehin Gift für das ADHS-Hirn.
- Vermeiden Sie Stapel auf dem Tisch.
  Stapel sind ungeklärte Aufgaben, keine Ordnung und verbreiten Unruhe im Kopf.
- Legen Sie Privates außerhalb Ihrer Reichweite.
  Das gilt insbesondere für das Mobiltelefon. Sorgen Sie dafür, dass Sie aufstehen müssen, um dranzukommen. Am besten gleich morgens in den Flugmodus stellen, mindestens aber auf lautlos.
- Halten Sie nur Arbeitsgeräte in Griffweite.
  Ausnahme: eine Flasche Wasser. Damit Sie nicht aufstehen müssen, wenn Sie Durst haben.

- Richten Sie einen festen Ablageplatz für Zettel ein.
  Zettel sind für ADHSler wichtig: Sie halten Gedanken fest. Aber sie lenken auch ab. Deshalb: einen festen Platz dafür am Schreibtisch haben, am besten eine Zettelbox, die die Zettel selbst nicht sofort sichtbar macht.
- Legen Sie nur offen auf den Tisch, woran Sie genau jetzt arbeiten. Mehr erzeugt offene Schleifen.
- Reduzieren Sie Geräusche so weit wie möglich.
  Wechselnde Geräusche sind Gift für den Fokus. Für viele ADHSler sind Kopfhörer mit Geräuschunterdrückung (»Noise Cancelling«) ein echter Segen. Diese filtern das Hintergrundsummen und -brummen einfach weg. Sie sind mittlerweile weit verbreitet und auch Nicht-ADHSler schätzen und nutzen sie. Sprechen Sie ggf. mit Ihren Kollegen und erklären Sie, dass Sie weder Musik noch ein Hörbuch hören, wenn Sie die Kopfhörer tragen. Sie werden staunen, was das für eine Entlastung am Ende des Tages bringt.
- Nicht als Erstes die E-Mails checken.
  Wer morgens zuerst E-Mails oder Messenger öffnet, übernimmt fremde Prioritäten. Für ADHS bedeutet das: sofortige Zersplitterung. Planen Sie bereits morgens, wann Sie heute einmal ins Mail-Postfach schauen. Vorschlag: vor der Mittagspause. Niemand muss permanent seine Mails checken. Stellen Sie sich notfalls einen Timer, der Sie erinnert, wenn es so weit ist. Und keine Sekunde vorher schauen Sie sich die E-Mails an!

Die Tomatenuhr als Schlüssel zum (Arbeits-)Glück

Kennen Sie diese alten Küchenuhren, die man dreht und aufzieht? Also Omas »Timer«? Die gab es als Apfel, Paprika oder – häufig – in Tomatenform. Eine solche Uhr half Francesco Cirillo in den 80er-Jahren, sich für sein Studium besser zu konzentrieren. Er ist der Erfinder eines cleveren Pausen-/Arbeits-Wechselschemas, das für ADHSler geradezu genial ist. Das Ganze heißt »Pomodoro-Technik«, die gute alte Küchentomate hat sich so verewigt.

Die Methode arbeitet mit festen Zeitblöcken: 25 Minuten Fokus (ein »Pomodoro«), 5 Minuten Pause (Pomodoro-Pause). Nach vier Pomodoros gibt es eine längere Pause von 15 bis 30 Minuten.

Die Pomodoro-Pause ist eine bewusste Unterbrechung nach einer Arbeitsphase. Sie reduziert die mentale Ermüdung und baut neue Energie auf. Das Ganze ist kein Zeitverlust, die Produktivität steigt messbar.

In der fünfminütigen Pause sollten Sie aufstehen, sich strecken, vielleicht ein paar Dehnübungen machen, ein wenig herumgehen, Wasser trinken, das Fenster öffnen und lüften. Sie greifen nicht zum Handy!

Die längere Pause nutzen Sie für einen Snack, einen kurzen Spaziergang an der frischen Luft (solche Bewegungseinheiten sind gerade für ADHSler sehr wichtig, Sie werden sehen, was das für ein Gamechanger ist). Oder Sie machen eine Entspannungsübung (Atemübung). Diese Pause ist nicht für »Dumm-Surfen« gedacht!

Die Pausen, egal ob kurz oder lang, sind ausdrücklich nicht dafür da, Social Media oder Mails »kurz zu checken« oder weiterzuarbeiten (»nur schnell noch ...«). Pomodoros funktionieren nur, wenn Sie sich sklavisch daran halten. Sie werden es lieben lernen, versprochen! Mit Pomodoros erleichtern Sie sich natürlich auch Ihren Alltag. Diese sind übrigens auch eine gute Waffe gegen die Verschieberitis (Fachdeutsch: Prokrastination). Die schlägt nicht so hart zu, wenn man sich klarmacht »es sind ja nur 20 Minuten«. Den ganzen Riesenberg an Arbeit blendet man so erstmal aus. Dann bockt das ADHS-Hirn nicht.

Fokustage und Reaktivtage

Jeder ADHSler weiß: Es gibt Tage, da läuft es einfach – und es gibt Tage, da bockt das Hirn. Dagegen anzuarbeiten, bringt rein gar nichts, außer Frust. Deshalb: Bereits morgens festlegen, wie gut der Kopf heute mitspielt. Läuft? Dann ist das ein Fokustag. Mau? Dann ist das ein Reaktivtag. Versuchen Sie es gar nicht erst, aus einem bockigen ADHS-Kopf mehr rauszuholen. Das Ergebnis ist am Ende nur Stress. Die Gefahr ist hoch, am Abend deshalb wieder zum Suchtmittel zu greifen und damit einen Rückfall zu haben. Jeder ADHSler weiß spätestens eine Stunde nach dem Aufstehen, wie der Tag laufen wird. Danach sollten Sie den Arbeitstag gestalten.

Fokustage sind die Tage, an denen Sie länger und konzentrierter an einer Sache sitzen können. Das nutzen Sie aus. Das sind Tage, in denen Sie Projekte anpacken können. Am Arbeitsplatz angekommen, setzen Sie sich ein realistisches Ziel für den Vormittag. Arbeiten Sie an einem einzelnen Projekt. Halten Sie sich den Rücken frei.

- Meetings: Die Hölle auf Erden
  Endlose Monologe, es ist eigentlich schon alles gesagt – nur noch nicht von jedem. Für jeden ADHSler sind Meetings der Vorhof zur Hölle. Deshalb: Nehmen Sie nur an Meetings teil, die wirklich und unbedingt sein müssen. Ganz oft geht es nämlich auch ohne. Holen Sie sich die für Sie nötigen Infos von einem Kollegen, begründen Sie Ihr Fernbleiben mit »viel Arbeit auf dem Tisch«. Die Monotonie solcher Zusammenkünfte ist für ADHSler Vollstress. Wenn sich ein Meeting nicht vermeiden lässt: Gehen Sie zwischendurch raus. Toilette geht immer. Halten Sie sich auch bei Meetings an Ihre Pomodoros, strecken Sie sich auf dem Gang, gehen Sie ein paar Schritte.
- Das blöde Telefon
  Stellen Sie das Telefon so oft wie nur irgend möglich auf Kollegen oder die Zentrale um. Ein Anruf kegelt jeden aus der Gedankenspur, den ADHSler länger und härter.
- Seien Sie nicht immer verfügbar
  Ja, das dürfen Sie. Auch in Zeiten von Mail, Chat und (old school) Telefon: Man muss nicht immer sofort verfügbar sein und sofort reagieren. Würgen Sie all diese Kanäle hemmungslos ab. Zweimal täglich Mails checken reicht in der Regel – und nicht jede muss beantwortet werden, schon gar nicht sofort. Informationsbombardement auf allen Kanälen ist Vollstress.

- Homeoffice als Falle
  Ein ADHSler kann im Homeoffice untergehen – oder aufblühen, weil eben der nervige Nebenkram wie die Geräuschkulisse wegfällt. Allerdings: Wer daheim arbeitet, kommt in der Pause zwangsläufig am Wäschestapel vorbei. Und schon geht es los … Deshalb: Auch im Homeoffice helfen nur sehr, sehr klare Regeln, die Sie für sich selbst aufstellen und dann durchziehen. Das betrifft vor allem die Abgrenzung vom Privatleben zur Arbeit.
- Feierabend
  Wenn es Zeit für den Heimweg ist, räumen Sie erstmal Ihren Schreibtisch auf und bringen Sie ihn in den oben beschriebenen Zustand. Wenn Sie am nächsten Morgen nicht auf das Chaos von gestern treffen (inklusive zerknüllter Papiere und sonstigen Krams auf dem Schreibtisch), erwischen Sie einen viel besseren, klareren Start. Sollte es irgendwie möglich sein: Gehen Sie nach Arbeitsschluss nicht direkt zu den Öffis oder zum Auto. Gehen Sie einmal um den Block spazieren, atmen Sie ein paarmal tief ein und aus und dehnen Sie sich. Das sortiert den Kopf, Ihr Gehirn braucht das.

Natürlich kennen wir die Ironie: All diese Tipps helfen nur, wenn man auch an sie denkt und täglich durchhält. Das wiederum ist für ADHSler eine echte Herausforderung. Jedenfalls, bis all das zur Routine geworden ist. Auf dem Weg dahin: Checkroutine erstellen und morgens abarbeiten, bevor der Arbeitstag beginnt. Auch ein Pilot hat eine festgelegte Checkroutine und fliegt nicht einfach los. Genau dahin soll die Reise gehen: Sie sollen zum Piloten Ihres Lebens werden und nicht mehr der Passagier sein, der bei Turbulenzen machtlos durchgeschüttelt wird.

Routinen: Leitplanken fürs Gehirn

Jeden Tag zur selben Zeit das Gleiche tun. Was nach Tretmühle klingt, ist für ADHSler das Gegenteil von Einschränkung – es ist Befreiung. Denn das ADHS-Gehirn kämpft 24 Stunden am Tag damit, sich selbst zu regulieren. Routinen kompensieren genau das: Sie ersetzen tägliche Entscheidungen durch automatische Abläufe. Jede Entscheidung kostet mentale Energie. Neuropsychologen nennen das Decision Fatigue – Entscheidungsmüdigkeit. Beim ADHS-Gehirn setzt diese Erschöpfung früher ein und schlägt härter durch. Wer morgens 20 Minuten damit verbringt, zu überlegen, was er zuerst tut, hat 20 Minuten Energie verbraten, bevor der Tag überhaupt begonnen hat.

Eine Morgenroutine – aufstehen, Wasser trinken, anziehen, frühstücken, immer in derselben Reihenfolge – macht aus diesen zwanzig Entscheidungsminuten null. Das ist keine Kleinigkeit. Das ist Kapital für den Rest des Tages.

Automatisierte Verhaltensweisen übergibt der Körper den Basalganglien – jenem Teil des Gehirns, der Gewohnheiten speichert. Etwas tun, »ohne drüber nachzudenken«, das ist genau das. Fahrradfahren ist ein perfektes Beispiel. Der präfrontale Cortex wird dabei kaum noch beansprucht. Für ADHSler bedeutet das: Je tiefer eine Routine sitzt, desto weniger Energie kostet sie. Und desto mehr Kapazität bleibt für das, was wirklich Aufmerksamkeit braucht.

Routinen erlauben dem ADHS-Hirn, auf Autopilot zu schalten. Der ist bei Flugkapitänen deshalb sehr beliebt, weil er ihnen Kapazitäten für anspruchsvollere Dinge gibt. Oder einfach eine Pinkelpause.

Wie Routinen in verschiedenen Lebensbereichen helfen

Der Start in den Tag ist ein Klassiker. Viele ADHSler sind schon das erste Mal gestresst und erschöpft, bevor sie überhaupt das Haus verlassen. Sie vergessen Dinge, kommen zu spät – weil jeder Morgen neu überlegt wird. Eine fixe Abfolge – einschließlich eines festen Platzes für Schlüssel, Geldbeutel, Tasche – reduziert die Verlustquote drastisch. Klingt banal. Ist es nicht: Eine 2020 erschienene Umfrage unter Erwachsenen mit ADHS ergab, dass über 60 Prozent täglich mindestens einen Gegenstand suchen, bevor sie das Haus verlassen.

Arbeit und Schule. Feste Anfangsrituale helfen dem Gehirn, in den Arbeitsmodus zu schalten. Dasselbe Lied, dieselbe Tasse Kaffee, dieselbe App öffnen – das sind Trigger. Konditionierte Signale, die sagen: Jetzt arbeiten wir. Ohne solche Trigger dümpelt das ADHS-Gehirn im Übergang, scrollt, prokrastiniert, findet sich zehn Minuten später auf

YouTube wieder. Wer abends zur selben Zeit aufhört und denselben Abschluss-Tic hat – drei offene Tabs schließen, für morgen die Aufgabe hinschreiben –, schläft außerdem besser, weil der Kopf nicht mehr im Arbeitsmodus festhängt.

Auch beim Thema Ernährung, Schlaf und Sport sind Routinen das A und O. Wir kommen in den speziellen Unterkapiteln noch mal drauf zurück.

Das Problem: Man muss sich erinnern

Hier beißt sich die Katze in den Schwanz. Eine Routine, an die man sich nicht erinnert, ist keine Routine – sie ist ein guter Vorsatz. Und gute Vorsätze haben bei ADHS bekanntermaßen eine kurze Halbwertszeit. Die Lösung ist nicht Willenskraft. Die Lösung ist Technik. Es gibt Apps, die genau dafür gemacht sind: Routinery, Structured, Tiimo oder schlicht ein gut konfiguriertes Kalendersystem mit Erinnerungen. Sie fragen nicht nach Motivation. Sie erinnern einfach. Jeden Tag. Zur selben Zeit. Bis aus der Erinnerung eine Gewohnheit wird – und aus der Gewohnheit eine Leitplanke, die hält, auch wenn der Kopf gerade wieder durchgeschüttelt wird. Das Ziel ist nicht Perfektion. Das Ziel ist ein Tag, der weniger Reibung produziert als der Tag davor. Nehmen Sie sich also nicht vor, schon morgen alles einer Routine zu unterwerfen. Sie werden scheitern. Brechen Sie Ihren Tag in verschiedene, ganz kleine Abschnitte auf. Für diese entwickeln Sie dann Ihre persönliche Routine und üben sie ein. Wenn das gut läuft, der nächste Tagesabschnitt und so weiter. Alles andere bringt nur Versagensfrust – den kennen Sie und den brauchen Sie nicht.

Körperliche Selbstregulation

Routinen sind das Fundament – aber kein Fundament hält allem stand. Es gibt Tage, an denen die beste Morgenroutine im Chaos versinkt, ein Meeting entgleist, ein Konflikt aufflammt oder schlicht zu viel auf einmal passiert. Das ADHS-Gehirn beginnt zu flippern. Genau dafür braucht es einen Werkzeugkoffer.

Der entscheidende Einstiegspunkt: Das Flipperautomat-Gehirn kündigt sich an. Nicht plötzlich, sondern mit körperlichen Vorboten. Mediziner nennen das steigende autonome Aktivierung – die Hochfahrkurve des Nervensystems, bevor es kippt. Und diese Kurve ist spürbar, wenn man gelernt hat hinzuschauen.

Typische Frühwarnsignale:

- Beine wippen, Füße tippen
- Finger spielen mit Stift, Handy, irgendetwas
- Atmung wird flacher, schneller, fast unmerklich
- Kiefer zieht sich zusammen
- innere Unruhe, die sich noch nicht als Gedankenchaos zeigt, aber schon brodelt

Das ist der Moment. Nicht wenn man schon mittendrin ist im Strudel – dann ist es schwerer. Sondern jetzt, beim ersten Anzeichen.

Was dann hilft, ist Bewegung und Atmung. Das ADHS-Gehirn braucht bei Überstimulation keinen Gedanken mehr – es braucht einen körperlichen »Eingriff«. Zwei Klassen von Werkzeugen haben sich bewährt:

Bewegung. Auch kurze, intensive Bewegung – zwei Minuten Treppensteigen, zehn Kniebeugen, ein schneller Gang ums Bürogebäude – senkt den Cortisolspiegel und schüttet Dopamin aus. Das ist keine Metapher, das ist Physiologie. Wer die Möglichkeit hat, sollte dieses Werkzeug nicht unterschätzen. Es wirkt schneller als jede Atemübung.

Atemübungen. Für Situationen, in denen Bewegung nicht geht – Meeting, Bus, Wartezimmer. Zwei Techniken, die sich in der Praxis bewährt haben:

Die Seufzeratmung (auch physiologischer Seufzer): Doppelt durch die Nase einatmen – kurzer Zug, dann sofort noch mal nachziehen, bis die Lungen voll sind – dann lang und langsam durch den Mund ausatmen. Dieser Mechanismus ist evolutionär verankert: Körper und Nervensystem beruhigen sich messbar innerhalb weniger Atemzüge. Unauffällig, sitzend möglich, überall einsetzbar. Wer sich das ansehen möchte: Auf YouTube gibt es sehr gute Erklärvideos dazu, Suchbegriff »physiologischer Seufzer«.

Die Krokodilatmung: auf dem Boden in die Bauchlage, Stirn auf den Handrücken, und in den Bauch atmen. Der Druck des Bodens gegen den Bauch gibt direktes Feedback, ob die Atmung tief genug geht. Tiefenwirkung: hoch. Einsatzbereich: Homeoffice, zu Hause, allein. Im Großraumbüro eher suboptimal.

Wer lernt, Anspannungssignale früh zu erkennen und unmittelbar zu handeln, gewinnt gleich auf zwei Feldern.

Erstens: Der Alltag wird spürbar leichter. Weniger Ausraster, weniger Erschöpfung nach Überforderungsphasen, weniger das Gefühl, dem eigenen Nervensystem ausgeliefert zu sein.

Zweitens – und das ist beim Thema Sucht zentral: Viele Rückfälle passieren nicht aus heiterem Himmel. Sie entstehen in genau diesen Momenten steigender autonomer Aktivierung. Das Gehirn ist übersteuert, das Craving meldet sich, das Suchtmittel wartet als schnellste verfügbare Regulationsmöglichkeit. Wer an diesem Punkt eine körperliche Alternative abrufen kann – Bewegung, Atmung –, unterbricht diesen Automatismus. Das ist keine Willensleistung mehr. Das ist trainierte Reaktion.

In der Suchttherapie laufen diese Fähigkeiten unter den Begriffen Achtsamkeit und Selbstfürsorge. Klingt weich. Ist es nicht. Es ist präzise Körperarbeit.

Zwischenfazit

Routinen reduzieren Reibung. Körperliche Selbstregulation fängt auf, was trotzdem durchrutscht. Zusammen ergeben sie das, was ein ADHS-freundlicher Alltag braucht: weniger Überforderungsmomente, mehr Handlungsfähigkeit in den Momenten, die trotzdem kommen.

Und beim Thema Sucht gilt: Jedes überforderte ADHS-Gehirn wird früher oder später nach seinem Suchtmittel rufen. Die Frage ist nur, ob dann ein Werkzeugkoffer griffbereit liegt – oder nicht.

Die Drei-Minuten-Inventur

Mit meinen Coachingklienten übe ich die »Drei-Minuten-Inventur«, natürlich fest als Routine mehrmals in den Tag eingebaut, zum Beispiel vor dem Mittagessen, nach der Arbeit, vor dem Abendessen. Sie ist ein kurzer Selbstcheck. Drei Minuten innehalten und drei Fragen beantworten:

- Wie ist mein körperlicher Zustand gerade? Kalt, hungrig, verspannt, müde?
- Wo steht mein Stresslevel – auf einer Skala von 1 bis 10?
- Was brauche ich jetzt konkret?

Das klingt banal. Ist es nicht. ADHSler neigen dazu, körperliche Signale zu übersehen oder zu überschreiben – zu lange zu sitzen, ohne es zu merken, Hunger erst wahrzunehmen, wenn er zum Reizbarkeitstrigger geworden ist, Verspannungen zu ignorieren, bis sie schmerzen. Das Gehirn ist woanders. Immer.

Die Inventur zwingt zur Landung im eigenen Körper. Und sie trainiert genau die Wahrnehmung, die für die Frühwarnsignale der autonomen Aktivierung gebraucht wird. Wer dreimal täglich übt, zu spüren, wie es ihm geht, wird dieses Spüren irgendwann auch in den Momenten abrufen können, in denen es wirklich darauf ankommt.

Der zweite Teil ist entscheidend: nicht nur wahrnehmen, sondern handeln. Hunger? Essen. Kalt? Pullover. Stresslevel bei acht? Zwei Minuten Seufzeratmung, kurze Bewegungspause, Fenster auf. Kein großes Programm, nur kleine, direkte Lösungen.

Für den Suchtausstieg ist diese Routine besonders wertvoll. Viele Craving-Momente entstehen aus einem diffusen Unwohlsein, das nie im Bewusstsein ankommt. Die Inventur nagelt das diffuse Rauschen fest, ermöglicht rechtzeitige Gegenmaßnahmen und macht »das Suchtmittel als Medikament« überflüssig.

Guter Schlaf ist die halbe Miete

Schlaf ist für ADHSler ein Riesenthema. Entspannt einschlafen, erholt aufwachen ist für sie ein Buch mit sieben Siegeln. Der Kopf gibt abends einfach keine Ruhe. Diese zerhackten, durchwachten und viel zu kurzen Nächte haben Folgen: Wer ständig miserabel schläft, ist tagsüber umso schusseliger und gestresster. Ein Teufelskreis.

Guter Schlaf ist viel mehr als nur »Augen zu«. Schlaf ist die Pflege unserer neurobiologischen Infrastruktur. ADHSler sollten deshalb alles daransetzen, in den Nachtstunden möglichst optimal zu schlafen – und dazu gibt es viele Tipps und Tricks.

Der Körper braucht gleichzeitig genug Schlafdruck und das passende biologische Timing. Wenn eines von beidem nicht stimmt, wird Schlaf unzuverlässig – selbst wenn man müde ist.

Der Schlafdruck baut sich über den Tag hinweg auf. Je länger man wach ist, desto stärker wird er. Verursacher ist das Molekül »Adenosin«. Je mehr der Körper davon bildet und umso mehr Adenosin an seine Andockstellen anlegt, umso müder wird man. Fun Fact: Koffein blockiert die Adenosin-Andockstellen, deshalb hält es wach.

Parallel zum steigenden Adenosinspiegel tickt Ihre innere Uhr, die entscheidet, wann Ihr Körper überhaupt schlafen will. Diese beiden Systeme arbeiten unabhängig voneinander. Schlafen klappt aber nur, wenn beide harmonieren. Sind sie aus dem Takt, kann man todmüde sein – trotzdem kann man nicht einschlafen. Dann steht der Rhythmus noch auf »Tag« oder man hat zu wenig Schlafdruck, also zu wenig Adenosin. An beiden Schrauben kann man aber drehen.

Die effektivste Stellschraube für diesen Rhythmus ist Licht. Morgens entscheidet Licht darüber, wann der Tag beginnt – biologisch, nicht nur organisatorisch. Wer innerhalb der ersten Stunde nach dem Aufstehen Tageslicht abbekommt, setzt einen klaren Anker. Mit Tageslicht ist echtes Licht, also draußen, gemeint. Am Fenster stehen reicht nicht. Für uns klingt das banal. Für unsere Zirbeldrüse ist es ein unüberhörbares Kommando. Sie ist der zentrale Schalter für unseren Tag-Nacht-Rhythmus. Empfängt sie das Signal »Tageslicht«, stellt sie die innere Uhr.

Abends funktioniert das System genau andersherum. Wird alles dunkler, knipst auch die Zirbeldrüse das Licht aus und signalisiert: So langsam fahren wir mal runter, wir wollen bald mal schlafen.

Die Stellschraube: Helles, kühles Licht signalisiert dem Gehirn weiterhin »Tag«. Bildschirme, Deckenlampen, LEDs – all das verstellt die innere Uhr, die Zirbeldrüse ist irritiert. Deshalb geht es am Abend nicht nur um »keine Geräte«, sondern um gezielte Reduktion: Licht dimmen, wärmere Farben, Helligkeit runter. Wenn dann noch das Adenosin »Schlafdruck« signalisiert, breitet Morpheus die Arme aus.

Kann schon sein, dass das nicht sofort klappt. Der Körper lernt Rhythmus über Wiederholung. Deshalb: Jeden Tag ungefähr zur gleichen Zeit aufstehen und ins Bett gehen, das stabilisiert das System automatisch. Wichtig: Auch und gerade nach schlechten Nächten trotzdem aufstehen. Ausschlafen wirkt kurzfristig logisch, verschiebt aber den Rhythmus weiter nach hinten und verlängert das Problem.

Noch mal zum Thema Koffein: Es arbeitet direkt gegen den Schlafdruck, weil es den Schlafdruck-Botenstoff Adenosin blockiert. Das Fiese: Koffein wirkt viel länger, als man es merkt. Bedeutet: Die Tasse Kaffee vom Nachmittag hält zwar nicht mehr geistig wach – verhindert aber trotzdem das Einschlafen.

Wer ständig müde ist und noch das Letzte an Leistung aus sich herausquetschen will, trinkt zu oft zu viel Kaffee – und viel zu spät am Tag. Der Kreislauf ist geschlossen. Deshalb gilt: acht bis zehn Stunden vor dem Schlafengehen ist Schluss mit Kaffee.

Bewegung verstärkt den Schlafdruck, denn dabei entsteht Adenosin. Hier geht es nicht um Power-Work-outs bis zur totalen Erschöpfung. Es geht auch hier ums Regelmäßige. Tägliche Bewegung – idealerweise draußen – sorgt dafür, dass man abends tatsächlich müde ist, nicht nur erschöpft. Intensives Training direkt vor dem Schlaf geht sogar nach hinten los, denn das System fährt dann wieder hoch.

Ein oft übersehener Hebel ist die Körpertemperatur. Einschlafen fällt leichter, wenn die Körperkerntemperatur sinkt. Das lässt sich nutzen: Eine warme Dusche oder ein Bad am Abend erhöht kurzfristig die Temperatur – und sorgt danach für einen stärkeren Abfall. Genau dieser Abfall ist das Signal für das System, in Richtung Schlaf zu gehen. Gleichzeitig sollte das Schlafzimmer eher kühl sein. Hitze fragmentiert Schlaf zuverlässig.

Ein zentrales Problem liegt im Umgang mit dem Bett. Wer dort wach liegt, nachdenkt, scrollt oder sogar arbeitet, trainiert sein Gehirn darauf, dort aktiv zu sein. Die Konsequenz ist klar: Bett ist für Schlaf reserviert. Wer länger wach liegt, steht auf. Gedimmtes Licht, monotone Tätigkeit, keine Stimulation. Erst zurück ins Bett, wenn echte Müdigkeit da ist. Das wirkt unspektakulär, ist aber extrem effektiv.

Thema Kopfkino: Gedanken lassen sich nicht »wegdenken«. Je mehr man versucht, Probleme und Aufgaben zu lösen, desto aktiver wird das System. Der Ausweg: Aufschreiben, was im Kopf ist – unsortiert reicht. Die Liste kann man am nächsten Tag immer noch ergänzen. Der Effekt ist simpel: Das Gehirn muss diese Informationen nicht mehr aktiv halten und lässt los.

Für das Einschlafen selbst braucht man keine komplexen Methoden. Das Nervensystem lässt sich ziemlich einfach runterfahren. Entspannungs-Atemübungen, Podcasts (ohne Spannung!) und Meditationsmusik können helfen, weil sie den Fokus binden, ohne zu aktivieren.

Eine zentrale Rolle beim Thema Ein- und Durchschlafen hat der Nervenbotenstoff GABA. Das ist der stärkste Entspannungsbotenstoff, den wir haben. Er ist der Gegenspieler der Aufregerbotenstoffe Adrenalin, Noradrenalin und Glutamat. Studien zeigen: ADHSler haben sehr oft zu wenig GABA. Der GABA-Spiegel lässt sich aktiv steigern. Viel mehr über diesen spannenden Botenstoff und wie man ihn aktiv steigert, finden Sie im Buch *Wie der Kopf zur Ruhe kommt – mit dem Botenstoff GABA gegen Ängste, ADHS, Schlafstörungen und innere Unruhe*, ebenfalls im Heyne Verlag erschienen.

Thema Nickerchen: Sie können sinnvoll sein, nur zu lange dürfen sie nicht sein. 10 bis 20 Minuten können die Leistungsfähigkeit stabilisieren, ohne den Nachtschlaf zu stören. Längere oder späte Naps reduzieren den Schlafdruck und machen das Einschlafen am Abend schwieriger. Sie sind dann keine Hilfe, sondern Teil des Problems.

Kiffen und Alkohol als Schlafmittel – ein Wolf im Schafspelz

Fast jeder zweite ADHSler bekommt irgendwann mal Alkoholprobleme. Es hat noch niemand untersucht, wie viele Betroffene Bier, Wein und Schnaps eigentlich als Schlafmittel einsetzen. Dasselbe gilt für Cannabis. Dabei ist beides eben genau kein Schlafhelfer, sondern ein Schlafzerstörer.

Sie erleichtern das Einschlafen, verschlechtern aber die Schlafqualität deutlich. Besonders der REM-Schlaf leidet und die zweite Nachthälfte wird instabiler. Man schläft vielleicht ein, aber nicht durch – und vor allem nicht erholsam. Kurz: Die gesamte Schlafarchitektur gerät durch Suchtmittel durcheinander, die Schlafphasen laufen nicht mehr korrekt ab. Folge: Am nächsten Tag ist man gerädert und kaputt. Übrigens ist das ein großer Stolperstein beim Suchtausstieg. Der Schlaf wird wieder zum Thema. Allgemein ist das ein sehr häufiger Rückfallgrund. Ein Argument mehr, die Tipps zur Schlafroutine weiter oben dringend umzusetzen.

Ernährung – Stabilität auf dem Teller

Eine gute, angepasste Ernährung ist bei ADHS viel wichtiger, als viele annehmen. Dafür gibt es mehrere Gründe. Der wichtigste: die stabile Energieversorgung des Gehirns. Das Gehirn macht etwa 2 Prozent unserer Körpermasse aus, verschlingt aber rund 20 Prozent der gesamten Körperenergie. Anders als Muskeln hat es keine eigenen Reserven. Es braucht einen kontinuierlichen Nachschub an Energie aus dem Blut – rund um die Uhr, ohne Unterbrechung. Bricht dieser Nachschub ein, spürt man das sofort: Konzentration weg, Stimmung kippt, Impulsaktivität steigt. Das ist nie angenehm – und für ADHSler der doppelte Stress. Eine gute, abgestimmte Ernährung setzt genau da an: Sie liefert kontinuierlich Energie und nimmt den Stressfaktor raus.

Der Blutzucker als versteckter Taktgeber

Morgens eine Tüte Gummibärchen, mittags eine Limo, nachmittags Kekse aus der Schublade. Der Blutzucker schießt hoch – und stürzt kurz darauf ab. Der Körper reagiert mit einer kräftigen Insulinausschüttung, schießt übers Ziel hinaus und reißt den Blutzucker unter den Ausgangswert. Dieses Muster heißt reaktive Hypoglykämie und es ist weitaus verbreiteter, als viele denken.

Das Tückische: Der Körper deutet diesen Abfall nicht als harmlose Normalisierung, sondern als Notfall. Adrenalin und Cortisol fluten den Körper, um Energiereserven in der Leber zu mobilisieren. Evolutionär clever – im Alltag eines Menschen mit ADHS fatal.

Was folgt, kennen viele aus eigener Erfahrung, ohne es mit dem Frühstück zwei Stunden vorher in Verbindung zu bringen:

- innere Unruhe, die aus dem Nichts kommt
- Reizbarkeit, die unverhältnismäßig wirkt
- Konzentration, die einfach abreißt
- Impulse, die sich kaum bremsen lassen
- Heißhunger – auf Zucker, auf Süßes, auf irgendetwas »Schnelles«

Das sieht aus wie ADHS. Manchmal ist es aber vor allem Blutzuckerchaos. Besonders heftig ist es bei Menschen, die Alkoholmissbrauch betreiben. Bei ihnen fährt der Blutzucker quasi permanent Achterbahn. Mehr dazu finden Sie im Buch *Die Suchtlüge*, das ebenfalls bei Heyne erschienen ist.

Bei Suchterkrankungen schaukelt sich dieser Mechanismus noch weiter hoch. Wer trinkt, kifft oder schnupft, verändert sein Belohnungssystem. Auf Energiemangel reagiert das Gehirn dann mit verstärktem Craving, also dem kaum beherrschbaren Drang nach einer schnellen Linderung. Die wenigsten denken dann ans Essen, vielmehr greifen sie zu ihrer individuellen Suchtsubstanz.

Der Körper hat gelernt: Wenn es mir schlecht geht, hilft sie mir. Und ein absackender Blutzucker fühlt sich für das Gehirn erschreckend ähnlich an wie ein Entzugsgefühl. Beide Zustände senden dasselbe Signal: Jetzt. Sofort. Irgendetwas.

Rückfälle passieren deshalb selten auf dem Höhepunkt eines Stresstages. Sie passieren häufig danach, im Leerlauf – wenn man seit Stunden nichts gegessen hat, erschöpft ist, der Blutzucker im Keller liegt und die Impulskontrolle auf Reserve läuft.

Stabiler Blutzucker – was das im Gehirn verändert

Der präfrontale Cortex – zuständig für Impulskontrolle, Planung, das Abwägen von Konsequenzen – ist die energiehungrigste Region des Gehirns. Und die zerbrechlichste, wenn die Versorgung schwankt. Bei ADHSlern ist genau diese Region ohnehin weniger verlässlich als bei anderen. Bricht die Energieversorgung ein, wird der präfrontale Cortex zum Pappkameraden.

Konstante Energie ändert das. Spürbar: Impulse lassen sich wieder einfangen, bevor sie in Handlungen münden. Emotionale Schwankungen werden kleiner. Um es ganz klar zu sagen: Das Ziel heißt nicht »perfekte Ernährung«. Dieses Konzept führt bei ADHS regelmäßig zu Überforderung, Scheitern und dem nächsten Versagenserlebnis. Das Ziel heißt: vorhersagbare Energieverläufe. Kein steiles Auf und Ab, sondern ein gleichmäßiges Plateau, auf dem das Gehirn arbeiten kann.

Das liefern die sogenannten komplexen Kohlenhydrate. Also echtes Vollkorn, Hafer, Hülsenfrüchte. Schokolade, Chips oder Zuckerlimo hingegen schicken den Blutzuckerspiegel auf die Achterbahnfahrt.

Am besten kombiniert man komplexe Kohlenhydrate mit Eiweißen, etwa aus Fleisch, Milchprodukten oder Fisch. Auch Hülsenfrüchte sind ebenfalls gute Eiweißlieferanten. Eiweiß hat noch einen weiteren dicken Pluspunkt: Es liefert die Aminosäuren Phenylalanin (bzw. dessen Nachfolger, das Tyrosin) und Tryptophan. Das sind Rohmaterialien, aus denen das Gehirn Dopamin und Serotonin baut. Wer dauerhaft zu wenig Protein isst, gibt dem Gehirn buchstäblich nicht genug Stoff, um seine eigene Neurochemie aufrechtzuerhalten.

Es hat eine gewisse Ironie: Regelmäßiges Essen hilft ADHSlern, ihren Alltag besser zu strukturieren. Dafür müssen sie aber erstmal ans regelmäßige Essen denken. Dann kommen noch die ADHS-typischen Dinge hinzu: stundenlang nichts essen, weil man im Flow war oder Medikamente nimmt, die den Appetit unterdrücken.

Auch hier können Apps unterstützen. Oder aber der ganz normale Wecker als Erinnerung: Essenszeit. Es funktioniert auch dann ganz gut, wenn die Mahlzeiten am Vorabend bereits weitgehend vorbereitet sind, dann ist am nächsten Tag der Hunger schnell gestillt, wenn er sich meldet. Meal Prep ist ein ganz dickes Plus.

Ketogene Ernährung: eine gute Option

Ketogene Ernährung bedeutet: quasi alle Kohlenhydrate vom Speiseplan streichen. Keinen Zucker, keine Pasta, kein Brot. Keto ist aber nicht nur eine Diät zum Abnehmen. Das wird oft vergessen, weil der Hype darum in diese Richtung geht. Ursprünglich wurde sie in den 1920er-Jahren für Kinder mit Epilepsie entwickelt – und sie funktioniert bei ihnen sehr gut. Epileptische Anfälle gehen zurück, teils sehr

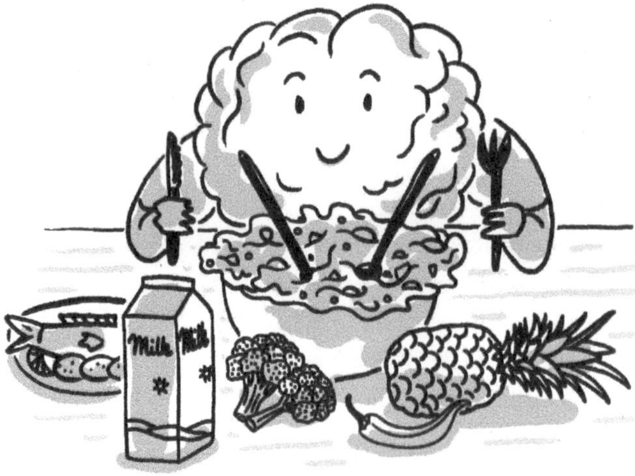

deutlich. Der Grund: Keto bietet dem Gehirn eine ganz andere Form der Energieversorgung. Lieferanten sind die sogenannten Ketone und kein Zucker mehr.

Das Gehirn auf Ketonen

Im Normalzustand läuft das Gehirn auf Glukose. Fällt die Versorgung ab – durch lange Pausen zwischen den Mahlzeiten, durch Zucker-Achterbahn, durch schlechten Schlaf –, gerät das Gehirn in den Stressmodus. Ketone sind anders. Sie entstehen, wenn der Körper Fett verbrennt statt Zucker – und sie liefern dem Gehirn eine außergewöhnlich stabile, gleichmäßige Energie. Keine Spitzen, keine Täler. Ketone haben weitere Effekte: Sie steigern die Zahl der Mitochondrien in den Nerven, das sind die Energiefabriken unserer Körperzellen. Damit verbessert sich auch die

Grundfunktion der Nerven. Für den präfrontalen Cortex – also genau die Region, die bei ADHS chronisch unterversorgt ist – macht das einen echten Unterschied.

Ketonkörper können aber noch mehr. Sie sorgen dafür, dass sich der entspannende Botenstoff GABA im Gehirn ansammelt, sie steigern den GABA-Spiegel. Damit verschiebt sich das GABA/Glutamat-Verhältnis im Gehirn, das bei ADHSlern meist in Richtung des Aufregerbotenstoffes Glutamat verschoben ist. Das ist kein kleiner Nebeneffekt. GABA ist auch der Botenstoff, der Schlaf einleitet, Angst dämpft und emotionale Überreaktionen bremst. Wer mehr davon hat, schläft besser, reagiert ruhiger, kommt schneller wieder runter.

Ketonkörper wirken auch antientzündlich. Das ist gerade bei ADHS hochspannend, denn die aktuelle Forschung untersucht sogenannte chronische, niedriggradige Entzündungen im Gehirn. Es scheint so zu sein, dass diese »Neuroinflammation« ADHS verschlimmert und so eine ketogene Ernährung hier eingreift.

Bei dem Thema Keto bei ADHS stehen wir noch ziemlich am Anfang. Es gibt aber bereits gute Studien, die das an Tieren erforscht haben. Eine Untersuchung aus dem Jahr 2023 zeigt: Ketogene Ernährung hatte bei Mäusen eine ähnliche Wirksamkeit wie Ritalin. Hyperaktivität und Impulsivität ließen nach, der Serotonin- und Noradrenalinspiegel im Gehirn stieg.

Was es allerdings gibt: eine Studie, die klar zeigt, dass eine ketogene Ernährung beim Suchtausstieg hilft. Das wurde zwar nicht ausdrücklich an ADHSlern mit Suchtproblemen getestet, sondern allgemein. Aber das Ergebnis war klar. Wer also mit einer Abhängigkeit kämpft, ist allein deshalb mit ketogener Ernährung gut beraten. Aus meiner Erfahrung als Coach kann ich Sie nur ermuntern, sich mit dem Thema zu befassen und es für sich in Erwägung zu ziehen. Ja, es bedeutet eine große Veränderung im Speiseplan, aber das liegt nun mal in der Natur der Sache. Außerdem: »Keto« sorgt gleichzeitig dafür, dass die Ernährung insgesamt gesünder wird – mehr Proteine, mehr gesunde Fette, mehr Frisches.

Auch über Keto sind ganze Bücher geschrieben worden, wir können das hier gar nicht alles thematisieren. Aber eben weil es so viel zum Weiterlesen gibt: Halten Sie sich an die beiden »Keto-Queens« Julia Tulipan und Ulrike Gonder. Beide stehen sehr fest auf dem Boden der aktuellen Wissenschaft und haben selbst viele Jahre Erfahrung. Denn leider ist auch zu diesem Thema ziemlich viel Blödsinn zu finden. »Keto schädigt die Nieren« oder »Keto ist schlecht fürs Cholesterin«, nur um Beispiele zu nennen.

Nahrungsergänzungsmittel: Helfer, keine Heiler

ADHSler essen oft unregelmäßig, und wenn sie essen, dann das, was gerade da ist. Und wenn es der Keks aus der Schublade ist. So entstehen logischerweise sehr leicht

Nährstofflücken. Viele Studien haben untersucht, welche Nährstoffe speziell fehlen. Das Bild ist erstaunlich klar: Omega-3-Fettsäuren, Vitamin D, Magnesium, Eisen, Zink und quasi alle B-Vitamine, vor allem B_6.

Das Dumme: Das sind genau die Nährstoffe, die der Körper braucht, um Neurotransmitter und insbesondere Dopamin zu bilden. Deshalb ist es wichtig, vor allem auf die richtige Versorgung mit genau diesen Nährstoffen zu achten. Bei einigen funktioniert es nur über Nahrungsergänzungsmittel, weil man zum Auffüllen der Lücken die nötigen Mengen durch die Ernährung einfach nicht hinbekommt. Paradebeispiel: Omega-3-Fettsäuren. Die nötigen zwei Gramm am Tag stecken in mehreren Kilo fettem Fisch.

Von daher ist es gut investiertes Geld, bestimmte Blutwerte einmal beim Arzt bestimmen zu lassen: Vitamin D, Eisen, Zink und B_6. Denn diese sollte man nicht einfach »blind einwerfen«, man kann sie auch überdosieren. Bei Magnesium oder den anderen B-Vitaminen kann man eigentlich nicht viel falsch machen, wenn man die Methode Gießkanne wählt. B-Vitamine sind wasserlöslich, was zu viel ist, geht über die Nieren wieder raus. Putziger Nebeneffekt: Vitamin B_2 färbt den Urin neongelb. Zuviel Magnesium macht Bauchrumpeln, Blähungen und Durchfall. Das ist es aber auch.

Auf das Thema Nährstoffe gehe ich insbesondere in meinem Buch *Alkohol adé* sehr ausführlich ein. Wenn Sie in dieser Richtung für sich oder Ihr Kind weiterschauen möchten, ist das sicherlich eine gute Sache. Denn Nährstoffe sind ein riesiges Thema, sehr spannend und nicht mal eben aus dem Handgelenk erklärt. Im Prinzip sind sie sehr mächtige Stellschrauben, gerade beim Thema Hirnchemie.

Nehmen Sie aber auf jeden Fall mit: Omega-3-Fettsäuren, Vitamin D, Magnesium, Eisen, Zink und quasi alle B-Vitamine sind für ADHSler ein echtes Thema. Da liegt Verbesserungspotenzial, das man heben sollte. Natürlich sind Nahrungsergänzungen kein Ersatz für eine gesunde Ernährung. Wer meint, Pille einwerfen reicht, liegt falsch. Genauso »heilen« Nährstoffe natürlich kein ADHS. Aber sie können den Regler ein klein wenig mehr in Richtung Besserung schieben, wenn sie vorher fehlten.

Sport macht dem Gehirn Beine

Stopp! Nicht überspringen! Hier kommen keine Plattitüden nach dem Motto »Mach mehr Sport, dann wird alles besser!«. Sport ist für ein ADHS-Hirn ein echter Jungbrunnen. Jede intensive körperliche Belastung schüttet Dopamin, Noradrenalin und Serotonin aus – exakt jene drei Botenstoffe, die bei ADHS chronisch aus dem Takt geraten sind. Methylphenidat wirkt übrigens über denselben Mechanismus: Es erhöht die Verfügbarkeit von Dopamin und Noradrenalin im präfrontalen Cortex. Sport tut dasselbe – nur ohne Rezept und Rückkopplung ans Belohnungssystem.

Sport kann aber noch viel mehr. John Ratey, Psychiater an der Harvard Medical School, hat das in seinem Buch *Spark* beschrieben und den Begriff »Miracle-Gro for the brain« geprägt – also als Wunderdünger für das Gehirn. Sport erhöht den BDNF-Spiegel – den Brain-Derived Neurotrophic Factor. Das ist ein Wachstumsfaktor für neue Nervenzellen. Er stärkt auch bestehende Verbindungen und lässt den präfrontalen Cortex besser funktionieren. Impulskontrolle, Arbeitsgedächtnis, Emotionsregulation – alles, was bei ADHS wackelt, profitiert davon.

Und der Effekt tritt nicht irgendwann ein. Er tritt unmittelbar ein. Schon 20 Minuten moderater Bewegung verbessern Aufmerksamkeitsleistung und Impulskontrolle für die folgenden zwei bis vier Stunden messbar. Wer morgens läuft, arbeitet am Vormittag besser. Das ist keine Motivationsrede – das sind Daten aus kontrollierten Studien. Dampf ablassen ist der Anfang, nicht das Ziel.

Sport baut Stresshormone ab. Cortisol und Adrenalin, die sich im Laufe eines ADHS-Tages anstauen – in Meetings, im Stau, in der endlosen Warteschleife des Alltags –, haben in der Bewegung endlich einen Ausweg. Das kennen viele intuitiv: Nach einer Runde laufen fühlt sich die Welt weniger bedrohlich an.

Welche Sportarten besonders gut funktionieren

Nicht jede Bewegung wirkt gleich. Für ADHSler sind bestimmte Sportarten deutlich wirkungsvoller als andere. Kampfsport und Kampfkünste stehen aus gutem Grund ganz oben. Boxen, Jiu-Jitsu, Karate und Kickboxen verlangen vollständige Aufmerksamkeit auf den Moment. Wer gerade einen Gegner vor sich hat, denkt nicht an die ungeöffneten E-Mails. Das Gehirn ist gezwungen, im Hier und Jetzt zu bleiben. Gleichzeitig ist die Dopaminausschüttung durch die körperliche Intensität extrem hoch. Mehrere Studien zeigen, dass Kampfsport bei ADHS-Kindern besonders effektiv wirkt – besser als reines Ausdauertraining.

Mannschaftssportarten mit hohem Tempo – Basketball, Fußball, Hockey – funktionieren ähnlich gut. Der soziale Anteil ist dabei nicht zu unterschätzen: andere Menschen,

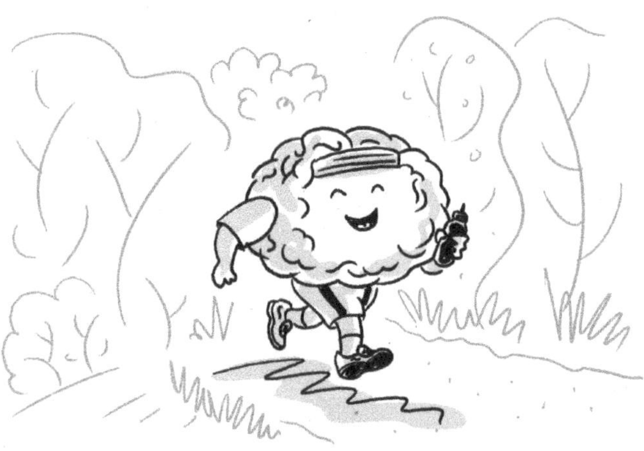

gemeinsamer Rhythmus, unmittelbare Rückmeldung. Das Gehirn bekommt gleichzeitig Dopamin aus der Bewegung und aus der sozialen Verbindung.

Klettern hat eine besondere Qualität, denn es bedeutet Problemlösung mit dem Körper. Jede Route ist ein Rätsel. Wer klettert, grübelt nicht – er plant, versucht, scheitert, passt an. Gedanken dürfen nicht flippen, sonst fällt man runter.

Intervalltraining (HIIT) liefert den neurochemischen Kick in kurzer Zeit. 20 Minuten mit echten Intensitätsspitzen sind für viele ADHSler besser durchzuhalten als 60 Minuten moderates Dauerlaufen – und die Dopaminausschüttung ist entsprechend höher.

Yoga und ruhige Ausdauersportarten sind als alleinige Maßnahme weniger ideal, weil das ADHS-Gehirn schnell unterstimuliert ist. Monotones Laufen auf dem Band mit Kopfhörern kann funktionieren, wenn die Musik die fehlende Stimulation ersetzt. Als einzige Bewegungsform reicht es oft nicht.

Wann Sport machen – und wann lieber nicht

Morgentraining ist für viele ADHSler die wirkungsvollste Option. Die unmittelbare kognitive Verbesserung fällt in die produktivsten Stunden des Tages. Gleichzeitig ist das Training erledigt, bevor der Tag anfängt, Ausreden zu produzieren. Mittagstraining funktioniert gut als Reset – wenn der Morgen zäh war, wenn die Konzentration abreißt, wenn Frustration sich aufstaut. 30 Minuten Bewegung können einen Nachmittag retten, der verloren schien.

Abendtraining hingegen ist eine Falle. Intensive körperliche Belastung nach 21 Uhr treibt Cortisol und Körpertemperatur hoch – beides Signale, die den Körper auf Aktivität programmieren, nicht auf Schlaf. Wer abends intensiv trainiert und sich wundert, warum er um Mitternacht noch wach liegt, hat seine Antwort. Bei ADHSlern, die ohnehin mit Einschlafproblemen kämpfen, ist das besonders kritisch. Die Ausnahme: sehr ruhige, entspannende Bewegung – ein langer Spaziergang, leichtes Dehnen – kann abends helfen. Hochintensives Training gehört nicht dahin.

Das Umsetzungsproblem

ADHSler wissen sehr gut, dass Sport gut für sie wäre. Sie wissen es seit Jahren. Das Problem ist nicht das Wissen. Das Problem ist, dass Sport für das ADHS-Gehirn eine besonders schlechte Kosten-Nutzen-Bilanz hat – zumindest kurzfristig. Die Belohnung kommt nach dem Training, der Aufwand jetzt. Das präfrontale System, das Zukunft gegen Gegenwart abwägt, ist bei ADHS ohnehin »schwach auf der Brust«. Willenskraft allein funktioniert nicht zuverlässig. Was funktioniert: Routinen. Dieselbe Zeit, dieselbe Sportart, dieselbe Frequenz – bis es zur Gewohnheit geworden ist, nicht zur Aufgabe. Ein Sportpartner, der wartet. Ein Kurs, für den man bezahlt hat. Eine App, die nervt, wenn man nicht erscheint. Ein ADHSler, der sich jedes Mal erneut selbst zum Sport motivieren muss, geht dann auch bestimmt hin. Irgendwann.

Medikamente sind der Schlüssel

Um es klar zu sagen: Man kann als Betroffener so viel am Alltag ändern, wie man möchte – der mit Abstand wichtigste Erfolgsfaktor beim Suchtausstieg eines ADHSlers sind Medikamente. Das zeigen unzählige Studien, und zwar so klar und deutlich, dass wir hier nicht nur von ein paar Prozentchen sprechen, die mithilfe dieser Wirkstoffe der Sucht entkommen.

Das Karolinska-Institut in Stockholm begleitete über 38 000 Menschen mit ADHS und Substanzmissbrauch über mehrere Jahre. Das Ergebnis war eindeutig: In den Zeiträumen, in denen Betroffene ihre ADHS-Medikamente einnahmen, sanken Rückfälle, Notaufnahmen und substanzbezogene Unfälle drastisch. Sobald die Medikation abgesetzt wurde, stiegen sie wieder.

Eine Studie im Journal of the American Medical Association zeigte: Behandelte Erwachsene mit ADHS hatten ein um 35 Prozent geringeres Risiko für Substanzmissbrauch – bei Frauen war der Effekt noch ausgeprägter. Auch eine Metaanalyse aus dem Jahr 2021, die Daten aus über 20 Ländern auswertete, kam zu einem unmissverständlichen Schluss: Die Kombination aus ADHS-Medikation und Suchttherapie übertrifft alleinige Suchttherapie in jeder Kategorie: Abstinenzraten, Rückfallhäufigkeit und Lebensqualität.

ADHS-Medikamente sind kein Sucht-Ersatzmittel wie Methadon für Heroinabhängige. ADHS-Medikamente schaffen die Ruhe und die Klarheit, um eine Suchtbehandlung überhaupt strukturiert anzugehen und auch durchzuhalten.

Wenn Sie zu denjenigen gehören, die sich ganz hartnäckig gegen die Unterstützung durch ADHS-Medikamente wehren, denken Sie bitte noch mal darüber nach. Methylphenidat erzeugt bei bestimmungsgemäßem Gebrauch keine klinische Abhängigkeit und keine Entzugssymptome.

Drogen erzeugen echte körperliche Abhängigkeit. Sie schädigen Gehirn, Leber, Herz, erregen Krebs und fördern Herz-Kreislauf-Erkrankungen. Sie verkürzen die Lebenszeit also deutlich.

Wer Methylphenidat aus Angst vor Abhängigkeit ablehnt und dabei zwei Flaschen Wein am Abend trinkt, sollte sich fragen, womit er das gerade vergleicht. Die eigentliche Frage ist nicht: »Mag ich Medikamente?« Die mag keiner. Die Frage lautet: Was hat Sie Ihre Entscheidung gegen diese Medikamente bislang gekostet – und was wird sie Sie noch kosten? Wie sinnvoll ist es, eine Sache mit immer denselben Methoden anzugehen und ein anderes Ergebnis zu erwarten? Einstein hat darauf eine Antwort: Es ist die Definition von Wahnsinn.

Vielleicht ist es für Sie ein Weg, Medikamente wenigstens für die Zeit in Erwägung zu ziehen, bis Sie eine stabile Abstinenz erreicht haben. Danach kann man immer noch weitersehen. Das ist zwar nicht unsere Meinung, aber vielleicht erstmal ein tragfähiger Kompromiss.

Schritt 2: Wir basteln uns eine ADHS-Suchttherapie

Schauen wir uns kurz an, worauf die klassische Suchttherapie aufbaut. Betroffene sollen:

- innere Vorgänge genau beobachten und benennen,
- Impulse und Verlangen vorausahnen und protokollieren,
- langfristige Ziele – die Abstinenz – dauerhaft im Fokus behalten,
- jede relevante Handlung schriftlich vorplanen,
- Abweichungen sofort bemerken und analysieren sowie
- über Monate kontinuierlich regelmäßig Bilanz ziehen.

Kurzum: Die Suchttherapie setzt auf langfristige Planung, Impulskontrolle und stabile Selbstregulation.

Stellen wir das gegen die Diagnosekriterien von ADHS. Der ADHSler kann strukturell nicht zuverlässig:

- sich lange konzentrieren,
- Aufgaben anfangen – ohne äußeren Druck,
- Aufgaben zu Ende bringen,
- Dinge organisieren und sortieren,
- Termine und Fristen einhalten,
- Zeit realistisch einschätzen,
- Wichtiges im Arbeitsgedächtnis halten,
- Impulse unterdrücken,
- warten und sich zurückhalten,
- Stress regulieren und ruhig bleiben,
- Emotionen dosieren,
- Prioritäten setzen,
- Routinen und Strukturen einhalten,

- mehrere Dinge parallel planen sowie
- sich entspannen und abschalten.

Kurz: Der klassische Weg aus der Sucht führt über maximale Selbststeuerung – bei einem Nervensystem, dessen größte Schwierigkeit stabile Selbststeuerung ist. Baron von Münchhausen hat sich bekanntlich am eigenen Zopf aus dem Sumpf gezogen. Geht doch. Nicht.

Folgenden Satz lesen Sie bitte mehrfach und prägen sich besonders gut ein: Wenn Sie merken, dass Sie in der Suchttherapie an Ihre ADHS-Grenzen stoßen, liegt der Fehler nicht bei Ihnen, sondern an einer unangepassten Therapie. Suchen Sie die »Schuld« dafür nicht bei sich. Suchen Sie das Gespräch mit dem Therapeuten und verändern Sie gemeinsam die Therapie so, dass sie auch für Sie passt. Dieses blöde Gefühl, mal wieder versagt zu haben, brauchen Sie sich gar nicht erst ans Bein zu binden. Nachfolgend einige konkrete Beispiele, wie Elemente der klassischen Suchttherapie für ADHSler geradezu zum Bumerang werden können.

Wenn Ruhe zur Belastung wird

Sucht-Reha, Dienstagvormittag, 10:00 Uhr. Stuhlkreis. Gedimmtes Licht. Ein Zimmerbrunnen gluckert wie ein schlecht eingestellter Wasserhahn. Es riecht leicht nach Kräutertee und Veränderungsbereitschaft.

»Heute machen wir eine Entspannungsübung«, haucht die Therapeutin. Alle nicken so, wie Menschen nicken, die gelernt haben, dass Kooperation den Therapieplan verkürzt. Auch Herr K. nickt. Herr K. ist wegen seiner Alkoholabhängigkeit hier. Er hat ADHS.

»Schließen Sie bitte die Augen. Konzentrieren Sie sich auf Ihren Atem.«

Herr K. schließt die Augen. In seinem Kopf geht schlagartig das Flutlicht an.

Liveschalte ins Gehirn von Herrn K.:
Welche Mail meinte mein Chef mit »Das besprechen wir noch«? Das klang nicht nach Beförderung. Warum macht dieser Brunnen Geräusche wie eine verstopfte Kaffeemaschine? Habe ich eigentlich die Stromrechnung bezahlt?

Alle sitzen still. Sitze ich still genug? Nicht mit dem Bein wippen. Mist, ich wippe. Atme ich zu laut? Kann man falsch atmen? Natürlich kann ich falsch atmen.

Kurze Pause.

Wie lange dauert das hier? Drei Minuten? Eine Stunde? Ein Leben lang?

»Wenn Gedanken kommen, lassen Sie sie weiterziehen«, sagt die Therapeutin ruhig. Herr K.s Gehirn reagiert – und gibt Vollgas. Nach einigen Minuten wagt Herr K. einen Blick durch halb geöffnete Lider. Alle anderen sitzen da wie Ausstellungsexponate zum Thema »Innere Mitte«. Wie machen die das? Sein rechter Fuß hat inzwischen eine Eigendynamik entwickelt, mit der man Beton verdichten könnte.

»Spüren Sie, wie Ihr Körper schwer wird«, wispert die Therapeutin.

Herr K. spürt vor allem sein zappelndes Bein, das Jucken am Rücken, den Mundgeruch des Nachbarn und hört diesen Brunnen. Immer noch diesen Brunnen. Beethovens Neunte ist ein Flüstern dagegen. Er war froh, als es vorbei war.

Suchtkliniken sind oft bemerkenswert ruhige Orte. Wenig Tempo, gedämpfte Reize, klare Abläufe. Das ist kein Zufall – ein reduziertes Umfeld soll das Nervensystem entlasten. Für die meisten Patienten funktioniert das. Für ADHSler nicht.

Das ADHS-Gehirn braucht ein gewisses Maß an Aktivierung, um sich stabil zu fühlen. Fällt dieser Pegel zu stark ab, entsteht keine Entspannung – sondern ein schwer greifbares Dauerkribbeln. Als würde der Motor laufen, während das Auto stillsteht. Und Spannung verlangt nach Regulierung. Irgendwie, durch irgendwas. Das Craving ist da.

Eine Klientin beschrieb mir ihre Erfahrungen bei den Anonymen Alkoholikern. Stühle im Kreis, gedämpftes Licht, einer nach dem anderen berichtet. Die Regel: zuhören, nicht unterbrechen, nicht reagieren. Nach etwa 30 Minuten begann ihr Körper zu rebellieren. Erst ein leichtes Zappeln, dann wachsender innerer Druck. Nicht wegen der Geschichten – wegen der erzwungenen Reglosigkeit.

»Ich dachte nur noch: Ich halte das hier nicht mehr aus.« Als das Treffen endete, ging sie zur Tür, die Straße hinunter – und direkt in die nächste Bar. Nicht geplant. Nicht lange überlegt. Später sagte sie: »Ich musste Spannung abbauen.« Die Spannung, die die Therapiesitzung erst aufgebaut hatte. Unterstimulation ist für ADHSler keine Erholung. Sie ist Folter. Wenn Reha-Kliniken »gezielte Langeweile« therapeutisch einsetzen, um Patienten zur Ruhe zu bringen, machen sie mit ADHSlern das präzise Gegenteil von dem, was hilft. Mehr Eigentor geht kaum.

Wenn Zuhören zur Schwerstarbeit wird

Gruppentherapie lebt vom gegenseitigen Zuhören. Für neurotypische Menschen kann das heilsam sein. Für ADHSler ist es Hochleistungssport – und einer, bei dem sie meistens verlieren. Das Gehirn versucht zunächst mitzuhalten. Dann tauchen erste Nebenreize auf: ein Husten, eine surrende Neonröhre, ein knackender Stuhl. Der Faden reißt. Was folgt, kennt jeder ADHSler aus der Schul-

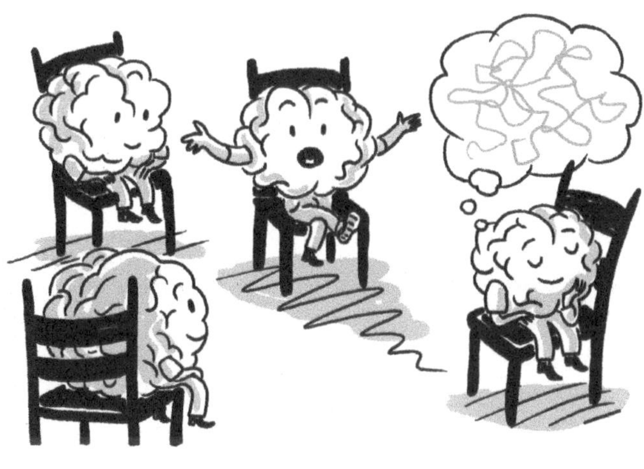

zeit. »Was hat er gerade gesagt? Verdammt, ich bin weg. Konzentrier dich.«

Der Körper sitzt weiterhin im Kreis und liefert ein überzeugendes Zuhörgesicht. Innen wird Aufmerksamkeit zur reinen Kraftanstrengung. Und erschöpfte Systeme greifen schneller auf gut gelernte Entlastungsstrategien zurück. Der Rückfall klopft an die Tür. Hinzu kommt: Wird Therapie dauerhaft als mental ermüdend erlebt, verliert sie still ihre Wirkung – nicht weil sie falsch konzipiert ist, sondern weil sie für ein anderes inneres Tempo gebaut wurde.

Sofort gegen später

Therapie arbeitet zwangsläufig mit Zukunft. Stabilität aufbauen, Rückfälle verhindern, ein anderes Leben ermöglichen – irgendwann, mit der Zeit, Schritt für Schritt. Für ADHSler klingt das nach einem Versprechen aus einer anderen Galaxie. Das ADHS-Gehirn will alles jetzt – und die maximale Belohnung. Alkohol, Gras, Koks und Co wirken innerhalb von Minuten und entfachen ein Freudenfeuerwerk auf Knopfdruck. Dagegen anzutreten, mit dem Versprechen eines besseren Lebens in sechs Monaten, ist unfairer Wettbewerb.

Die Illusion der guten Absicht

Trinktagebücher, Wochenpläne, Beobachtungsbögen sind sinnvolle Werkzeuge – für Menschen, deren inneres Erinnerungssystem halbwegs zuverlässig funktioniert. Beim ADHSler tauchen Aufgaben im entscheidenden Moment schlicht nicht im mentalen Arbeitsbereich auf. Was dort nicht erscheint, kann nicht umgesetzt werden. Unabhängig davon, wie überzeugt man am Vortag war. Montag beschlossen. Dienstag kurz gedacht. Mittwoch verschwunden. In der nächsten Sitzung wirkt das schnell wie mangelnde Motivation oder Therapieverweigerung. Tatsächlich war es ein Abrufproblem. Wenn der Therapeut das vor der Gruppe thematisiert, geht der Betroffene aus Scham vielleicht gar nicht mehr hin. Dabei will er. Er kann nur nicht – nicht so, nicht mit diesen Werkzeugen.

Der Mythos vom rechtzeitigen Innehalten

»Wenn der Suchtdruck kommt: Stoppen Sie kurz und überlegen Sie.« Dieser Satz gehört zum Standardrepertoire der Suchttherapie. Ein Klient von mir kommentierte ihn trocken: »Kurz stoppen und überlegen. Wenn ich das könnte, hätte ich kein ADHS.« Er hat recht. Beim ADHS liegt zwischen Impuls und Handlung ein Wimpernschlag. Unter Stress wird es zur Millisekunde. Der Gedanke »Lass es lieber« taucht durchaus auf – nur zu spät. Der typische Satz danach: »Da hatte ich das erste Glas schon intus. Ich weiß bis heute nicht, wie das ging.«

Achtsamkeit und Selbstfürsorge: gut gemeint, schlecht angepasst

Zwei Säulen der klassischen Suchttherapie sind Achtsamkeit und Selbstfürsorge. Beide klingen vernünftig. Beide stoßen bei ADHS ganz schnell an Grenzen. Klassische Achtsamkeitsübungen basieren auf drei Schritten: Aufmerksamkeit willentlich halten, abschweifende Gedanken bemerken, Aufmerksamkeit zurückholen. Keine Königsdisziplinen für ein Gehirn, dessen Kernproblem genau das ist. Dazu kommt: Viele Achtsamkeitsübungen beginnen mit Stillwerden. Beim ADHSler springt dann der Motor erst richtig an. Statt Entspannung folgt das Gegenteil – lautere Gedanken, unruhigerer Körper, steigende Anspannung.

Bei Selbstfürsorge ist das Wissen meist vorhanden. Fragt man ADHSler, was ihnen guttäte, kommen vernünftige Antworten: früher schlafen, regelmäßig essen, Pausen machen, Bewegung, weniger Alkohol, mehr Struktur. Das Problem ist nicht die Einsicht. Das Problem ist der Moment, in dem das Gehirn diese Einsicht bereitstellen müsste – nämlich bevor etwas kippt. Genau dieses rechtzeitige Auftauchen ist eine klassische Schwachstelle exekutiver Funktionen.

Das sind nur einige der Gründe, warum die klassische Suchtbehandlung für ADHSler oft nicht passt – oder aktiv gegen sie arbeitet. Deshalb muss man sie etwas umbauen.

Der Suchttherapeut muss mit ins Boot

Eines ist sicher: Was Sie nicht brauchen, ist ein Suchttherapeut, der von Ihnen als ADHSler so genervt ist wie damals Ihre Lehrer. Weil er Ihnen beispielsweise unterstellt, »Sie wollen ja gar nicht wirklich abstinent werden«, wenn Sie Ihr Wochentagebuch (wieder mal) nicht geführt haben. Deshalb muss er mit ins Boot. Von Anfang an. Bitten Sie um ein Gespräch und erklären Sie, welche zusätzlichen

Knüppel Ihnen ADHS bei einer Suchttherapie zwischen die Beine wirft. Erklären Sie, dass Sie Gegenstrategien haben, die Ihr Therapeut aber auch zulassen muss. Stichwort: Bewegungspausen.

Sind Sie in einer Klinik, informieren Sie auch das Klinikpersonal. Wenn nötig, gehen Sie denen ordentlich auf die Nerven. Wer in einer stationären Einrichtung ist und merkt, dass die Unterstimulation zum Problem wird, sollte das ansprechen. Mehr Bewegungseinheiten, eine angepasste Tagesstruktur, Einzelgespräche statt langer Gruppenblöcke – das ist keine Extrawurst, das ist ADHS-gerechte Behandlung. Erwarten Sie nicht, dass Therapeuten bereits von sich aus dieses Wissen haben und integrieren. Das ist Ihr Part und das sollten Sie auch einfordern.

Gruppentherapie und das Zuhör-Dilemma

Gruppentherapie ist ein zentraler Bestandteil einer Suchttherapie. Ihr Standardformat: Eine bis eineinhalb Stunden im Kreis sitzen, zuhören, warten, bis man dran ist. Für ADHSler ist das kein therapeutischer Raum – das ist ein Ausdauertest, den sie regelmäßig verlieren. Was hilft: vor der Sitzung kurz bewegen. Fünf Minuten Treppensteigen, ein schneller Gang um den Block, zehn Kniebeugen auf der Toilette. Das klingt banal, ist aber physiologisch wirksam: Bewegung reguliert den Dopaminpegel und senkt die Grundspannung, bevor die erzwungene Reglosigkeit beginnt. Wer aufgedreht in ein Meeting geht, verliert den Faden nach 20 Minuten. Wer körperlich etwas ruhiger reingeht, hält länger durch.

Einen Fidget-Gegenstand dabeihaben – etwas zum Kneten, Drehen, Spielen. Das klingt nach Spielerei. Ist es nicht. Für ADHSler kanalisiert diese kleine motorische Aktivität den Bewegungsdrang, ohne die Aufmerksamkeit abzuziehen. Im Gegenteil: Viele ADHSler konzentrieren sich besser, wenn die Hände beschäftigt sind.

Wenn möglich, wählen Sie einen Platz am Rand oder in der Nähe der Tür. Das reduziert den Einengungsdruck. Der Körper registriert die Fluchtmöglichkeit – und fährt die Anspannung runter.

Forden Sie aktiv Pausen ein, auch wenn keine vorgesehen sind. Das ist kein Sonderwunsch – das ist eine legitime Notwendigkeit. Wer weiß, dass nach 30 Minuten eine kurze Bewegungspause kommt, kann diese 30 Minuten deutlich besser durchhalten als jemand, der ins offene Zeitloch schaut. Erklären Sie Ihrem Therapeuten die Pomodoro-Technik (siehe weiter vorne im Buch) und dass das Aufmerksamkeitsfenster eines ADHSlers kürzer und anders getaktet ist als das der Mehrheit. Die Realität in Suchtkliniken: 90-Minuten-Blöcke, manchmal mehr. Was hilft:

- Selbst strukturieren, was nicht von außen strukturiert wird. Vor der Sitzung eine mentale Ankündigung machen: »Ich höre jetzt zwanzig Minuten aktiv zu, dann erlaube ich mir zwei Minuten Abstand und sammle mich neu.« Das ist kein Abschalten – das ist ein innerer Taktgeber, der das Gehirn rhythmisiert.
- Mitschreiben. Auch wenn es wie Ablenkung aussieht, ist es oft das Gegenteil: Das Gehirn bleibt durch die Hand-

Aktivität im Fluss. Wer sich Stichwörter notiert, während jemand anderes spricht, verankert das Gehörte und bleibt gleichzeitig präsenter.

Hausaufgaben, Protokolle, Tagebücher

Trinktagebücher, Rückfallprotokolle, Wochenpläne – alle sinnvoll, alle setzen voraus, dass man sich daran erinnert, sie auszufüllen. Genau das funktioniert bei ADHS nicht zuverlässig. Der Vorsatz ist echt. Das Abrufproblem auch. Was hilft: digitale Erinnerungen, nicht guter Wille. Ein Wecker für jede Aufgabe. Nicht ein allgemeiner »Tagebuch führen«-Alarm, sondern: »Jetzt drei Sätze ins Trinktagebuch.« So konkret wie möglich. Der Alarm ist die externe exekutive Funktion, die das Gehirn in diesem Moment nicht selbst liefern kann.

Aufwand radikal reduzieren. Ein Satz pro Tag ist besser als drei Seiten, die nie geschrieben werden. Wenn die Therapie-Hausaufgabe fünf Minuten braucht, ist die Wahrscheinlichkeit der Umsetzung um ein Vielfaches höher als bei zwanzig Minuten. Mit Therapeuten verhandeln, was das Minimum ist, das trotzdem wirkt.

Festes Zeitfenster statt freie Wahl. »Ich fülle das Protokoll jeden Abend nach dem Abendessen aus« ist konkreter und damit realistischer als »irgendwann abends«. Je enger das Zeitfenster, desto weniger Entscheidungslast.

Achtsamkeit – die Qual der Stille

Klassische Achtsamkeitsübungen beginnen mit Stillwerden. Beim ADHSler springt der Motor an, sobald die Außenreize wegfallen. Statt Entspannung: lautere Gedanken, unruhigerer Körper, steigende Frustration. Das Ergebnis: Achtsamkeit wird als nutzlos oder gar quälend erlebt und aufgegeben. Was hilft: bewegte Achtsamkeit statt sitzender. Laufen, Schwimmen, Radfahren – bei gleichmäßiger Bewegung kann das ADHS-Gehirn in einen meditativen Zustand kommen, den es im Sitzen nie erreicht. Wer beim Joggen »in den Flow gerät«, kennt diesen Zustand bereits. Das ist keine schlechtere Achtsamkeit – das ist ADHS-kompatible Achtsamkeit.

Körperscans mit Bewegung verbinden. Statt reglos auf dem Stuhl zu sitzen, kann man einen Körperscan auch im langsamen Gehen durchführen – Schritt für Schritt wahrnehmen, wie sich der Körper anfühlt. Weniger Instagramtauglich als die klassische Meditationspose. Dafür wirksam.

Kurze Einheiten, nicht lange. Drei Minuten bewusste Aufmerksamkeit sind für einen ADHSler realistischer und wertvoller als 20 Minuten Qual. Die Drei-Minuten-Inventur – die wir bereits kennen – ist im Kern genau das: komprimierte, alltagstaugliche Achtsamkeit ohne Meditationskissen.

Der Impuls kommt schneller als der Gedanke

»Stopp und überlege«, funktioniert nicht, wenn zwischen Impuls und Handlung nur ein Wimpernschlag liegt. Die Therapiestrategie, im entscheidenden Moment bewusst innezuhalten, setzt exekutive Kontrolle voraus – also genau das, was unter Stress zusammenbricht.

Was hilft: den Auslöser vor dem Impuls bearbeiten, nicht danach. Das bedeutet: Craving-Situationen kennen und vorher entschärfen. Wann tauchen Rückfallgedanken auf? Nach Konflikten? Bei Langeweile? Wenn man abends allein ist? Wer seine persönlichen Triggermuster kennt, kann diese Momente strukturell entschärfen – durch Routinen, durch Abstand, durch vorgeplante Alternativen.

Wenn-dann-Pläne statt spontaner Entscheidungen. »Wenn ich nach einem Streit nach Hause komme, rufe ich zuerst [Person X] an«, ist wirksamer als die vage Absicht, »irgendwie« nicht zu trinken. Solche konkreten Handlungspläne umgehen das langsame Nachdenken und geben dem Impuls eine trainierte Schiene.

Den Körper als Frühwarnsystem nutzen. Die körperlichen Vorboten steigender Aktivierung – Unruhe, flache Atmung, Anspannung – kommen vor dem Craving. Wer lernt, diese Signale zu lesen und sofort zu handeln (Bewegung, Atemübung, Inventur), unterbricht den Automatismus, bevor er Fahrt aufnimmt. Das geht nicht durch Willenskraft. Das geht durch Training – und es braucht Zeit.

Stimulusarme Umgebung als Folter

Ruhige Klinik, geregelte Abläufe, wenig Außenreize – therapeutisch gedacht, beim ADHSler kontraproduktiv. Das Gehirn sucht Stimulation. Wenn sie nicht kommt, produziert es Unruhe. Was hilft: Suchen Sie von vornherein eine Therapieeinrichtung, die auf »Struktur von außen« setzt und auch viele Aktivitäten wie Sport, Kreativität und durchaus auch Küchenarbeit oder Putzen einbezieht. Ein ADHSler, der ausreichend stimuliert ist, ist therapiefähiger als einer, der in der Stille sitzt und innerlich hohl dreht.

Das Prinzip dahinter

All diese Anpassungen folgen derselben Logik: Das ADHS-Gehirn braucht mehr Struktur von außen, mehr Pausen, mehr Bewegung und kürzere Einheiten – nicht weil es schwächer wäre, sondern weil es anders getaktet ist. Eine Suchttherapie, die das ignoriert, arbeitet gegen ihre eigenen Ziele. Wer das versteht – und wer bereit ist, sich aktiv einzumischen, anzupassen und notfalls unbequeme Fragen zu stellen –, erhöht seine Chancen auf einen erfolgreichen Ausstieg erheblich. Studien zeigen, dass die Behandlung von ADHS-Symptomen die Verbleibsquote in der Suchttherapie deutlich verbessert. Wer länger dabeibleibt, hat bessere Aussichten. Das ist der Hebel.

Fallen vermeiden, den Alltag meistern

Es gibt viele Tricks und Tipps, die im Alltag dabei helfen, nicht rückfällig zu werden. Sie sind wirklich hands-on und gut umsetzbar. Es sind so viele, dass sie hier leider den Rahmen sprengen würden. Sie finden Sie aber alle im Buch *Die Suchtlüge*, das ebenfalls bei Heyne erschienen ist. Es ist eine gute Ergänzung zu diesem Buch hier.

So schützen Sie Ihr Kind

»Mein Kind ist drogenabhängig.« Ein blanker Horror für alle Eltern. Wenn Ihr Kind mit ADHS diagnostiziert ist, hat es ein enorm hohes Risiko, abhängig zu werden. Aber: Es gibt wirksame Gegenstrategien, Tipps und Tricks. Die schauen wir uns jetzt mal genauer an. Allem voran müssen Sie so gut wie nur irgend möglich verstehen, was im Kopf Ihres Kindes vor sich geht. Deshalb ist auch alles, was wir bisher erklärt haben, für Sie als Eltern genauso wichtig, wie für die Betroffenen selbst. Das Verständnis der Neurobiologie ist der erste Schritt.

Der zweite: Den Kopf Ihres Kindes quasi von innen sehen. Das ist viel schwerer und in der Regel von außen auch

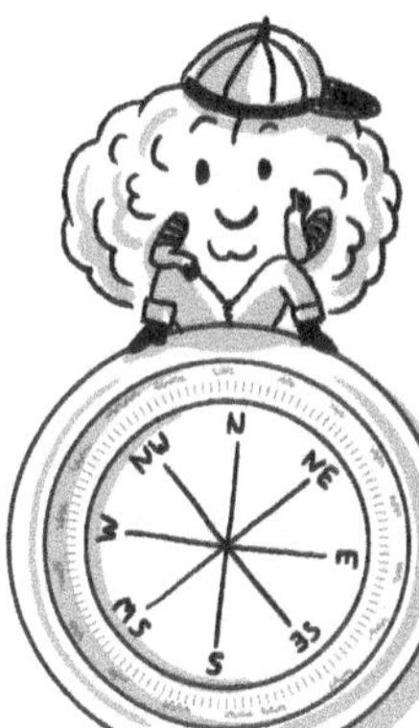

nur sehr begrenzt beschreibbar. Wir wählen hier deshalb einen anderen Weg. Lisa Guzek, als Kind noch undiagnostiziert, beschreibt eine typische Schulwoche. Ohne Drama, ohne Wertung. Einfach, wie sich so ein Kind eben fühlt. Real Life.

Wochentagebuch eines Kindes mit ADHS

Montag
Wieder müde. Wieder schlecht geschlafen. Ich lag bis 22 Uhr wach, obwohl ich wollte, dass der Kopf still ist. Er war nicht still.

Ich komme nicht aus dem Bett – alles ist schwer. Papa zieht mir irgendwann genervt die Decke weg und trägt mich zum Esstisch. Ich muss frühstücken, aber ich kann nicht – es gibt wieder Rührei, es fühlt sich auf meiner Zunge wie Gummi an. Mir vergeht der Appetit.

Es ist ein kalter Morgen. Mama steckt mich in Jeans und Wollstrumpfhosen. Die Wolle kratzt. Sie sagt, das bilde ich mir nur ein. Ich sage, dass es wehtut. Wir streiten. Heftig. Wir fahren zu spät los. Mal wieder. Die Stimmung im Auto ist gespannt und ich weiß, dass es meinetwegen ist. Kurz vor der Schule fällt mir mein Turnbeutel ein. Mist. Den habe ich zu Hause vergessen. Wobei, nee … das geht ja nicht, schließlich habe ich ihn in der Schule liegen lassen! Ein kleiner Sieg. Ich bin stolz, aber keiner merkt's.

Erste Stunde: Mathe. Die Lehrerin befiehlt, dass wir die Hausaufgaben rausholen. Was für Hausaufgaben? Wann hat die Lehrerin die Hausaufgaben aufgegeben? Keine Ahnung. Wahrscheinlich letzten Freitag. Freitags übt der Schulchor im Raum unter meinem Klassenzimmer. Ich wollte der Lehrerin zuhören, aber der Chorgesang im Erdgeschoss war einfach zu dominant. Die *Lehrerin* ruft mich auf: »Und, Lisa, hast du es wenigstens diesmal geschafft, sie zu machen? Oder hast du sie schon wieder vergessen?« Beschämt verstumme ich. Die Lehrerin ist nicht mal mehr sauer, nur noch genervt. Ich bekomme eine Strafarbeit, einen Eintrag ins *Klassenheft* und muss die Hausaufgaben nachholen. »Ich werde deine Eltern anrufen, vielleicht hörst du dann endlich mal zu.«

Dabei habe ich Mama noch am Sonntag versprochen, dass ich mir mehr Mühe mit den Hausaufgaben geben werde und sie in Zukunft solche Anrufe nicht mehr bekommen wird. Den Rest der Stunde verbringe ich damit, die Ränder meines Mathehefts vollzukritzeln. Das hilft mir beim »Zuhören«. Die Lehrerin wird sauer – zetert was von »respektlos«. Einige Mitschüler fangen an zu kichern. Ich bekomme schon wieder dieses komische Gefühl – mein Kopf summt, mein Mund wird schwer, auf einmal kratzt die Wollstrumpfhose besonders stark. Die Lehrerin will wissen, warum ich immer so einen Blödsinn mache. Ich verstumme, egal wie sehr ich mich bemühe, in meinem Kopf brummt es. Sie lässt endlich von mir ab.

Es regnet, also dürfen wir die Pausen auch in der Bücherhalle verbringen. Das dürfen wir an normalen Tagen auch – aber nur für eine große Pause pro Tag. Doofe Regel …

Im Deutschunterricht bekomme ich kurz auf die Finger, weil ich unterm Tisch schon wieder im Buch gelesen habe. Aber meine Deutschlehrerin ist nicht wirklich sauer. »Es ist schön, dass dir das Buch so gefällt, aber du musst auch im Unterricht mitmachen.«

Mit einem Stein im Bauch komme ich nach Hause – der Anruf steht an.

Heute muss ich allein Hausaufgaben machen. Meine Eltern sind noch nicht zu Hause. Deutsch geht einfach – eine kleine Geschichte zum Buch schreiben. Ich mag es, Geschichten zu schreiben. Mathe ist aber ein Kampf – ich gebe irgendwann auf.

Dann kommt der Anruf. Papa sagt, ich muss besser zuhören. Also versuche ich es. Ich starre ihm in die Augen. Und in meinem Kopf sage ich mir immer wieder: Zuhören. Zuhören. Du musst zuhören. Jetzt. Los. Konzentrier dich. Hör zu …

Warte. Was hat Papa gerade gesagt? Ich weiß es nicht. Vor lauter Zuhören hab ich nicht zugehört.

Papa merkt das. Er … ist nicht beeindruckt.

Es wird verkündet, dass ich ab jetzt unter Beobachtung meine Hausaufgaben erledigen muss. Also am Küchentisch – ist mir recht, der ist deutlich ordentlicher als mein Schreibtisch.

Um acht werde ich ins Bett geschickt – die nächsten zwei Stunden liege ich wach im Bett. Mein Kopf denkt nicht ans Schlafen – im Gegenteil, er ist jetzt sogar hellwach. Gegen zehn schlafe ich dann endlich ein.

Dienstag

Auch heute komme ich nicht »aus dem Quark«. So nennen es meine Eltern immer. Irgendwann rastet mein Bruder aus – er will nicht zu spät kommen. Wir schaffen es noch irgendwie pünktlich zu seiner Schule, aber ich komme zu spät.

Stillarbeit in Erdkunde. Draußen zerspringt was Großes auf der Baustelle – ein Fenster, eine Scheibe, ich weiß es nicht. Noch bevor ich mich stoppen kann, sag ich: »Mann, war das laut.« Die Lehrerin verpasst mir eine Strafarbeit fürs Reden. Ich und meine Klappe. Zum Glück haben wir nur einmal pro Woche dieses Fach.

In der ersten großen Pause gehe ich wieder in die Bücherei. Die Bibliothekarin sieht mich. »Lisa, denke daran, nur eine große Pause pro Tag und außerdem musst du noch deine ausgeliehenen Bücher zurückbringen!« Ach ja, die … hatte ich total vergessen. Ich hab sie gelesen, aber vergessen. Wo sind sie eigentlich? Vielleicht in meinem Rucksack. Vielleicht ist er deswegen seit zwei Wochen so vollgepackt und schwer. Ich schau mal nach … irgendwann.

Nach der großen Pause steht leider ein Fach an, was ich so gar nicht leiden kann: Textilunterricht … meine Güte, Textilunterricht. Die anderen Mädchen hatten kein Problem mit Sticken und Häkeln, aber ich? Vergiss es. Meine Finger koordinieren einfach nicht und ich verstehe die Anweisung der Lehrerin nicht. Die Lehrerin ist genervt, ich bekomme einen Heulanfall, die Lehrerin rastet aus und verdonnert 20 Reihen Häkeln als Strafarbeit. Die Mädchen kichern, die Jungs … nun, sie kämpfen genauso stark wie ich. Wenigstens etwas.

In der zweiten großen Pause schleiche ich mich in die Bücherhalle – und werde prompt erwischt und rausgeschmissen. Ich will aber nicht auf den Pausenhof. Der ist laut, chaotisch und ich müsste dann meine Jacke tragen. Die kratzt immer so am Hals, als ob der Kragen aus tausend kleinen Nägeln bestehen würde. Also verstecke ich mich auf dem Mädchenklo – es ist zwar kalt und das Licht ist viel zu grell, aber ich habe da wenigstens meine Ruhe.

Der Rest des Schultages ist ereignisfrei – unsere Deutschlehrerin erinnert uns an das Diktat am Donnerstag.

Ich mag Dienstag – da habe ich Schwimmunterricht. Auch wenn ich beim Brust- und Kraulschwimmen die Langsamste bin, kann mir beim Tauchen niemand etwas vormachen. Ich liebe tauchen – die Welt unter Wasser ist so schön still und das Wasser fühlt sich wie eine Decke an. Das Gefühl eines nassen Schwimmanzuges verabscheue ich aber wie die Pest. Schnell wieder ins Wasser!

Heute schlafe ich gegen neun ein. Viel früher als sonst. Und ich träume sogar, eine echte Seltenheit.

Mittwoch

Heute war der Morgen eigentlich okay. Ich bin pünktlich raus, selbst das Frühstück war kein Problem. »Sag mal, warum kannst du nicht jeden Tag so sein?«, fragt mich meine Mama im Auto. »Was ist daran so schwer, in die Pötte zu kommen?« Ich habe keine Antwort.

Der Schultag geht gut los: Ich hab eine Eins in der Deutscharbeit bekommen. Eine Eins. Für meine Geschichte. Frau H. hat sogar gesagt, sie hätte sie zweimal gelesen, weil sie so spannend war. Ich saß da und musste grinsen. Konnte nicht anders. Unten stand dann: Handschrift: 4. Ist mir egal. Ich hab die Geschichte gemacht und sie war gut. Ich war gut. Zumindest da.

Das Momentum geht so weiter. Im Kunstunterricht arbeiten wir derzeit mit der Laubsäge. Ich liebe es. Es geht schnell, ich muss keine Pinsel oder Stifte halten und *es* stört meine Kunstlehrerin nicht, dass ich »immer so grob arbeite«. Und das Beste: Alles, was wir machen, bleibt im Klassenzimmer, ich muss nichts mit nach Hause nehmen. Prima, so vergesse ich es auch nicht. So wie meinen Tuschkasten. Wo ist der eigentlich? Keine Ahnung. Ist gerade eh nicht dran. Aber ich sollte mal nachschauen, sonst gibt es nächste Woche wieder Ärger.

Leider hält dieses Momentum nur bis zum Nachmittag: Die Lehrerin ist sauer: Ihr Arbeitsblatt ist verschwunden. Wo ist es hin? Sie grillt die ganze Klasse. Alle meinen, es sei ich? Ich? Hä? Ich gehe zu meinem Klassenordner – tatsächlich, da ist das Blatt. Ich hab wohl letzte Woche auf Automatik geschaltet und habe es einfach in meinen Ordner gelegt, so wie die Lehrerin es uns beigebracht hat.

Schließlich habe ich ein Problem damit, permanent Arbeitsblätter zu verlieren. Anscheinend sollte dieses Blatt nur rumgereicht und nicht abgeheftet werden. Die Klasse ist genervt, die Lehrerin pöbelt mich an: »Mann, Lisa, immer ist irgendwas mit dir.« Ich fühle mich klein. Auch wenn ich mein Bestes gebe, ist es falsch. Und sie hat ja auch recht – irgendwas ist immer mit mir.

Zu Hause schaut Mama zu, dass ich die Hausaufgaben mache. Nachdem sie mich von meinem Buch weggezerrt und an den Küchentisch verfrachtet hat, soll ich nun endlich loslegen. Aber mein Kopf sagt Nein. Der Stuhl ist zu hart, mein Pullover kratzt mal wieder, das Licht der Lampe ist so grell – und außerdem zwitschert draußen ein Vogel. Schließlich fällt der mir allzu bekannte Satz: »Du musst jetzt aber echt mal deine Gedanken auf die Straße bringen!«

Wir schreien uns an, ich schmeiße vor lauter Frust mein Matheheft durch den Raum. Ich breche in Tränen aus. Sie gibt auf – ich soll auf mein Zimmer gehen, es aufräumen. Fernsehen am Abend ist gestrichen. In meinem Zimmer schaue ich mich um – ja, es ist ein Durcheinander und ich fühle mich selbst nicht wohl. Aber wann immer ich versuche aufzuräumen, tut mir mein Kopf nach einer Weile weh – wo was hinkommt, wo was verräumt wird … es wird zu viel. Ich stopfe den meisten Kram einfach in meinen Schrank. Hey, da ist ja das Buch aus der Bücherhalle! Ich lege es auf meinen Tisch – morgen nehme ich es mit.

Heute schlafe ich noch später ein als sonst – war es 23 Uhr oder Mitternacht? Ich weiß es nicht.

Donnerstag

Der Morgen war die Hölle. Eigentlich dasselbe wie immer, aber meiner Mama platzt der Kragen: »Gestern hat es doch so gut geklappt, was ist daran bitte so schwer?« Ich kann ihr keine Antwort geben. Ich habe echt keine Lust auf heute. Heute ist Sportunterricht. Aber zuerst ist das Diktat dran. Ich hasse Diktate. Sie sind zu viel. Zu lang. Zu laut in meinem Kopf. Und dann noch dieser Zeitdruck.

Frau M. liest langsam vor – wirklich. Sie bemüht sich. Aber ich habe immer die Wahl: Entweder ich schreibe das Diktat wortwörtlich oder grammatikalisch korrekt. Beides geht nicht. Schon nach dem dritten Satz spüre ich wieder dieses Zwicken in meinem Bauch. Die Klasse ist still, aber mein Gehirn brüllt.

Und dann: die Jeans. Mama wollte, dass ich heute ihre »niedlichen Jeans« anziehe. Sie ist stolz auf sie. Ich hasse sie. Sie sind steif. Kalt. Sie kratzen. Und jetzt spüre ich sie ganz doll. Ich möchte sie mir von den Beinen reißen, aber das geht ja nicht. Ich fange an, mich auf meinem Stuhl hin und her zu bewegen – es hilft gegen das Brausen in meinem Kopf und ich spüre die Jeans dann nicht so sehr. Irgendwann fällt das der Lehrerin auf – sie ermahnt mich, ich muss damit aufhören, sonst nimmt sie mir das Diktatheft weg. Okay, ich kann das, reiß dich zusammen – beweg dich kein Stück und höre gut zu!

Hör zu, hör zu, hör zu … befehle ich mir selbst Frau M. sagt irgendwas mit »Habicht«. Oder »hab ich«? Keine Ahnung, mein Sitznachbar Viktor hat einen Schnupfen und sein Schniefen ist so laut. Ich verliere den Anschluss. Wieder mal. Ich schreibe irgendwas. Keine Ahnung, ob's stimmt. Als das Diktat vorbei ist, bin ich total erschöpft. Ich weiß jetzt schon, dass es wieder eine Vier wird. Von einer Eins fürs Geschichtenschreiben zu einer Vier im Diktat. Meine Noten sind immer so. In den Pausen versuche ich mich wieder in die Bücherhalle zu schleichen – ohne Erfolg. Das überfällige Buch habe ich zu Hause vergessen.

Dann kommt der schlimmste Teil der Woche: Sportunterricht. Anfangen tut's mit meinem Turnbeutel. Eigentlich sollte ich ihn schon letzten Freitag nach Hause bringen, aber ich habe ihn immer wieder vergessen – meine Klamotten sind dreckig und riechen stark. Es ist kein schönes Gefühl. So geht es auch weiter: Heute ist Völkerball im Programm. Die Schüler dürfen ihre Teams selbst zusammenstellen. Niemand wählt mich, ich werde vom Sportlehrer einem Team zugeteilt. Das Team ist genervt: »Jetzt verlieren wir bestimmt.« Ich kann es ihnen nicht mal übel nehmen – ich bin echt tollpatschig.

Das Spiel geht los: Das Quietschen der Schuhe auf dem Boden, der Hall in der Halle – wo andere Sport und Spaß hören, höre und spüre ich nur Folter. Der Kopf brummt, die Ohren tun weh – ich bin desorientiert und verpasse den Abschlag. Der Sportlehrer meint: »Boah, den hättest du jetzt aber echt fangen können.« Mein Team ist sauer auf mich, weil wir verloren haben. Auch in der Umkleidekabine schimpfen die Mädchen aus meinem Team mit mir.

Erst der schlechte Morgen, dann das verhauene Diktat und jetzt noch Völkerball. Aus dem Brummen in meinem Kopf ist nun ein Geschrei geworden, meine Schläfen fühlen sich so an, als ob jemand auf sie eindrücken würde. Ich bin am Ende. Mir platzt der Kragen und ich haue eines der Mädels mit dem Turnbeutel. Sofort nachdem es passiert ist, bereue ich es schon – aber es ist zu spät, die Mädels sind fassungslos, eine von ihnen hat den Sportlehrer dazugeholt – ich bekomme einen Eintrag ins Klassenbuch und bin für die nächsten zwei Sportstunden gesperrt. Mir eigentlich recht – das Gerüst des Daches ist eh spannender als jedes Spiel. Außerdem muss ich somit für eine Weile nicht mehr an den Turnbeutel denken.

Zu Hause ist es zum Glück einigermaßen unspektakulär – morgen ist Freitag, also muss ich nur das Mindeste an Hausaufgaben machen. Aber meine Häkel-Strafarbeit ist morgen fällig. Ich versuche es – aber der Faden rutscht mir immer wieder von der Häkelnadel. Ich gebe es auf. Heute schlafe ich wieder früh ein, aber nicht auf die gute Art, so wie am Dienstag. Ich bin einfach nur k. o. – kein Traum, keine Erholung. Zum Glück ist morgen Freitag.

Freitag

Auch heute war der Morgen ein Graus. Die ganze Familie ist froh, dass heute Freitag ist. Und ich auch – ich darf länger wach bleiben und am Wochenende später aufstehen. Bevor ich aus dem Auto aussteige, erinnert mich meine

Mum daran, meine Brotbox am Nachmittag aus meinem Ranzen zu holen und in die Küche zu bringen. Sie hat keine Lust darauf, am Montagmorgen schon wieder das verschimmelte Essen wegschmeißen zu müssen.

Wir haben wieder Textilunterricht. Die 20 Reihen Strafarbeit habe ich natürlich nicht dabei. Ich werde zu 20 weiteren Reihen Strafhäkeln verurteilt. Also insgesamt 40.

Den Rest des Tages stelle ich eher auf Durchzug. Ich will nicht mehr hier sein, ich will nach Hause. Freitags darf niemand in die Bücherei – es gibt nur eine große Pause, alle sollen raus und spielen. Ich verstecke mich wieder auf der Mädchentoilette. Die Pausenaufsicht merkt, dass ich fehle. Sie kommt ins Mädchenklo, klopft, ruft, will, dass ich rauskomme.

Ich gehe raus. Sie stellt mich zur Rede. Wenn das noch mal passiert, dann wird sie dafür sorgen, dass ich Bücherhallenverbot bekomme. Also verziehe ich mich zum Schulteich – weg von den anderen. Hier ist es aushaltbar.

In der letzten Stunde sagt die Mathelehrerin was von »Übers Wochenende wiederholen« … aber was genau, höre ich nicht. Was kann daran schon so wichtig sein? Es ist Freitag. Und außerdem singt unter uns wieder der Chor.

Zu Hause darf ich Computerspiele spielen. Ich liebe Computerspiele. Stunden vergehen. Irgendwann tut mir die Blase weh – wann war ich das letzte Mal auf der Toilette? Ich glaube, ich sollte mal gehen. Aber erst spiele ich noch ein bisschen. Und noch ein bisschen und noch ein bisschen. Ich muss auf Klo, ich weiß das. Aber ich komme nicht vom Computer weg. Es macht nicht mal mehr Spaß. Irgendwann schaffe ich es trotzdem noch rechtzeitig zum Klo. Mama sagt, dass dieses Wochenende mein Zimmer aufgeräumt wird, sonst gehen wir am Sonntag nicht zum Spielplatz. Ich ignoriere es fürs Erste – heute ist Freitag und ich bin schon müde genug.

Mein Bruder darf heute den Film für den Filmabend auswählen. Er ist langweilig. Ich fange an, auf dem Sofa rumzuhüpfen. Mein Bruder ist genervt. Wir fangen an, uns zu streiten. Meine Mutter greift dazwischen. Um 23 Uhr gehe ich ins Bett. An die Brotdose habe ich nicht gedacht.

Samstag

Wochenenden sind cool. Außer wenn wir ins Einkaufszentrum gehen. So wie heute. Da muss ich immer so viele Klamotten anprobieren. Sie kratzen, es ist warm, das EZ ist voll und laut. Irgendwann kann ich nicht mehr und fang an, mit meiner Mama zu streiten. Der Streit eskaliert – der Trip zum Spielzeugladen wird gestrichen.

Zu Hause schickt mich meine Mama auf mein Zimmer, damit ich es endlich aufräume. Ich lege mich auf die kleine freie Fläche auf dem Boden. Mein Kopf ist schwer und ich komme mir so vor, als ob ich von einer dieser Schlangen gebissen wurde. Was war das Wort? »Paralysieren«? So muss es sich anfühlen – ich will aufräumen, ich will Hausaufgaben machen, aber ich kann nicht.

Bis zum Abend liege ich auf dem Boden und starre in die Luft. Kurz vor dem Abendessen schaut meine Mutter rein und sieht, dass ich nicht aufgeräumt habe. Meine Computerzeit wird mir für den Rest des Wochenendes gestrichen. Wenigstens darf ich heute beim Filmabend dabei sein. Mein Bruder darf den Film aussuchen. Es ist sein Lieblingsfilm, ich finde ihn langweilig. Ich versuche, still zu sitzen, aber mein ganzer Körper kribbelt vor Langeweile.

Irgendwann halte ich es nicht mehr aus und klettere auf dem Sofa herum. Mama untersagt dies. Ich ziehe mir die Decke der Couch über den Kopf – ich mag das, wenn alles so dunkel und schwer ist. Es hilft gegen das Kribbeln, fast genauso wie das Tauchen im Schwimmunterricht. Samstags darf ich spät ins Bett – um Mitternacht. Ich schlafe sofort ein, ohne mich noch lange im Bett rumzuwälzen. Ich wünschte, dass jede Nacht so einfach wäre.

Sonntag

Am Sonntag schauen wir morgens Fernsehen. Danach muss ich aufräumen und Hausaufgaben machen. Beides fühlt sich für mich unmöglich an. Beim Zimmeraufräumen fühle ich mich wieder wie gelähmt und liege einfach auf dem Boden. Gegen Nachmittag entscheiden sich dann meine Eltern, dass ich mich doch auf meine Hausaufgaben konzentrieren sollte – ohne Erfolg. Gegen 20 Uhr (unter Tränen meinerseits) geben meine Eltern auf. Fernsehen fällt für mich aus, ich werde um 20 Uhr direkt ins Bett geschickt. Ich schlafe erst um Mitternacht ein. An die Brotdose habe ich nicht gedacht. Morgen wird hart. Wieder müde, wieder schlecht geschlafen.

Möchten Sie so leben? Sicherlich nicht. Ein endloser Strom aus Frust, dem Gefühl, »irgendwie falsch zu sein«, sozialer Isolation, Ausgrenzung und Überforderung. Dinge, die zuverlässig bereits Tausende in die Sucht getrieben haben. Also ist die beste Suchtvorbeugung, dem Kind ein Leben zu ermöglichen, das von diesen Nackenschlägen möglichst frei ist.

Anders ausgedrückt: Je besser Ihr Kind sein ADHS im Griff hat, umso geringer sind die Suchtrisiken später. Dafür können Sie als Eltern einiges tun. Wir können es hier nur kurz anreißen, denn das Thema allein füllt ganze Bücher. Ganz wichtig: Lassen Sie Ihr Kind psychologisch und psychotherapeutisch begleiten. Dort werden ihm Tricks, Tipps und Tools für seinen Alltag vermittelt. Das geht von Impulsivitätskontrolle über Selbstorganisation bis zur Selbstwahrnehmung und noch viel weiter. Das können Sie als Eltern gar nicht alles leisten, holen Sie Fachleute mit ins Boot. Vor allem: keine falsche Scham! Ihr Kind ist weder krank noch »gestört«. Hätte es orthopädische Probleme, würden Sie es ja auch zur Physiotherapie bringen, ohne groß drüber nachzudenken.

Erklären Sie Ihrem Kind, warum es tickt, wie es nun mal tickt. Kinder verstehen so etwas sehr wohl. Voraussetzung: Sie haben es selbst verstanden. Deshalb gibt es ja auch dieses Buch und viele andere Medien zu diesem Thema. Dieses Wissen wird Ihr Kind enorm unterstützen, denn es befreit auch von Schuldgefühlen. Es ist eben nicht schuld daran, dass es sich nicht konzentrieren kann, Dinge anders wahrnimmt und so weiter und so fort. Aus dem Wissen leiten sich dann auch viele Tipps und Tricks für den Alltag ab, die Ihr Kind dann ebenfalls wesentlich leichter annehmen wird.

Hier noch die Bitte einer Mutter und einer Betroffenen: Ersparen Sie Ihrem Kind bitte: »Du bist einzigartig und großartig, so wie du bist – egal was die anderen sagen.« Dieses »Schneeflocken-Gesülz« bringt niemanden weiter. Spätestens auf dem Schulhof prallt das mit der harten Realität zusammen und Ihr Kind hat Folgendes gelernt: Meine Eltern haben keine Ahnung und verstehen mich nicht.

Ja, Sie sollen und müssen Ihr Kind stärken, ihm das Gefühl vermitteln, dass es geliebt wird und ein gesundes Selbstbewusstsein haben darf. Das funktioniert aber nicht, wenn die Lebensrealität Ihres Kindes aber eine andere ist. Es nutzt auch nichts, wenn Sie all Ihre Kräfte darauf richten, die Umwelt Ihres Kindes zu verändern, damit es in dieser Umwelt klarkommt. Nach dem Motto: »Die anderen sollen Rücksicht nehmen.« Das tun sie nicht, das werden sie nicht und so läuft es nicht im Leben. Der Schlüssel steckt von innen: bei Ihrem Kind. Seine Resilienz zu stärken, ist oberstes Gebot. Das bedeutet: ADHS mit all seinen Facetten möglichst gut in den Griff zu bekommen und im Alltag zu handhaben.

Schule und Lehrer sind ebenfalls ein Thema, leider nicht immer ein gutes. Hier pauschale Tipps zu geben, ist fast unmöglich, weil auch die Rahmenbedingungen von Bundesland zu Bundesland in Deutschland immer anders sind, Österreich und die Schweiz sind wiederum eigene Terrains.

Es hat sich viel verändert in den letzten Jahren, was die rechtlichen Ansprüche betrifft. Informieren Sie sich darüber genau und fordern Sie diese Rechte notfalls ein. So stehen ADHS-Kindern häufig längere oder andere Pausen zu, mehr Zeit bei Schularbeiten und dergleichen mehr. Auch wenn Sie zunächst das Gefühl haben, auf taube Ohren zu stoßen: Suchen Sie immer wieder den Kontakt zu den Lehrern. Erklären Sie, dass es beispielsweise nötig sein kann, dass Ihr Kind im Unterricht aufsteht und sich bewegt. Oder mal kurz rausgeht.

Auch die Themen Ernährung und Sport sind gerade für Kinder enorm wichtig. Wir haben das weiter vorne im allgemeinen Teil genauer beleuchtet, bitte schauen Sie dort ebenfalls genau hin. Sport ist für ADHS-Kinder nicht nur zum Dampfablassen und für den Dopaminhaushalt enorm wichtig. Sport im Verein ist in der Regel auch die soziale Gemeinschaft, in der ADHS-Kinder andocken können. Viel häufiger als in der Schule. Hat es im Sportverein seine Buddys, ist es nicht so furchtbar für Ihren Nachwuchs, vielleicht nicht der Klassenstar und am Schulhof manchmal nicht in der Clique zu sein.

Dazuzugehören ist ein Riesenthema. Kann ein Kind nirgends andocken, wird es brandgefährlich: Drogenkonsum ist in der Regel auch eine »soziale Veranstaltung«. Wer trinkt, raucht oder kifft, gehört dazu. Da kann ein Außenseiter kaum widerstehen. Wenn dann noch die Gehirnchemie wie ein Magnet am Suchtmittel kleben bleibt, können Sie als Eltern Himmel und Hölle in Bewegung setzen – Sie werden dieses Band kaum noch durchtrennen können. Gemeinschaftsgefühl und eine »korrigierte Hirnchemie« sind unschlagbar.

Das soziale Vakuum ist kein Schicksal. Es lässt sich füllen – aber nicht mit Appellen an das Kind, sich mehr Mühe zu geben. Gefragt ist gezielte Unterstützung dabei, die richtige Gruppe zu finden – und nicht, die richtige Gruppe zu erzwingen. Kinder mit ADHS blühen oft in Umgebungen auf, die Struktur und Begeisterung verbinden – Kampfsport, Theater, Klettern, Coding-Clubs, Musikbands, Tierpflege. Nicht weil diese Aktivitäten »therapeutisch« sind, sondern weil sie Kontexte schaffen, in denen Intensität eine Stärke ist, nicht ein Problem. Suchen Sie nicht nach dem perfekten Freund für Ihr Kind. Suchen Sie nach dem richtigen Kontext – und lassen Sie Freundschaften daraus entstehen.

Das Gespräch über Drogen

Zu einer guten Suchtprävention gehört natürlich auch das Gespräch mit Ihrem Kind über Drogen. Sie erklären, dass Rauchen ungesund ist, dass Alkohol dem Körper schadet, dass man Nein sagen soll, wenn jemand etwas anbietet. So weit, so bekannt. Aber bei Kindern mit ADHS reicht das nicht. ADHS-Hirne und Drogen sind Magneten. Das müssen die betroffenen Kinder wissen. Es gibt für sie kein »so ab und zu«. Fangen sie an, bleiben sie kleben – so gut wie sicher.

Viele Kinder und Jugendliche glauben, »einmal schadet ja nicht«, und sind bei Folgendem immer sehr erschrocken: Bis zum 25. Lebensjahr entwickelt sich das Gehirn weiter. Jeder Drogenrausch, egal welcher, auch Cannabis, stört diese Entwicklung. Betroffen ist vor allem der präfrontale Cortex, also die Achillesferse eines jeden ADHS-Hirnes. Hemmt steter Drogenkonsum diese Entwicklung und der 25. Geburtstag ist vorbei, ist der Schaden nicht wiedergutzumachen. Die Entwicklung, die gerade das ADHS-Hirn so dringend gebraucht hätte, ist nicht mehr aufzuholen.

Ein Jugendlicher mit ADHS, der zum ersten Mal Alkohol trinkt oder einen Joint raucht, hat schlechtere Karten als seine Freunde. Es braucht dieses Wissen. Führen Sie dieses Gespräch früh. Führen Sie es offen. Und führen Sie es nicht einmal, sondern immer wieder.

Der folgende Text kann Ihnen dabei helfen – lesen Sie ihn gemeinsam mit Ihrem Kind oder lassen Sie es ihn allein lesen und sprechen Sie danach darüber.

Für dich – weil du es wissen solltest

Eines steht nun mal fest: Mit deinem speziellen Gehirn wird es nie langweilig. Es denkt in alle Richtungen gleichzeitig. Es entdeckt Dinge, die andere gar nicht bemerken. Es fühlt alles ein bisschen intensiver – die Freude, die Aufregung, aber manchmal auch die Erschöpfung und den Frust.

Dein Gehirn ist wie ein Sportwagen mit einem riesigen Motor. Viel Power. Viel Tempo. Manchmal schwer zu lenken – aber unglaublich stark, wenn man weiß, wie es geht.

Dieser Motor braucht einen bestimmten Treibstoff. Er heißt Dopamin. Dopamin ist ein Botenstoff in deinem Gehirn, der dir das Gefühl gibt: Das hat sich gelohnt. Das war gut. Ich bin okay. Jeder Mensch braucht Dopamin. Aber dein Gehirn braucht ein bisschen mehr davon als andere – und manchmal hat es davon zu wenig. Das ist der Grund, warum manche Dinge für dich schwerer sind als für andere: still sitzen, warten, zuhören, wenn es langweilig ist.

Das ist kein Fehler. Das ist einfach, wie dein Motor gebaut ist. Jetzt kommt der wichtige Teil:

Irgendwann – vielleicht schon bald, vielleicht erst in ein paar Jahren – wird jemand zu dir sagen: »Probier mal. Ist doch nicht so schlimm. Alle machen das.« Angeboten wird dir eine Zigarette, Alkohol oder ein Joint.

Und du sollst wissen, was dann in deinem Gehirn passiert. Drogen (auch Alkohol ist eine) schicken auf einmal ganz viel Dopamin in deinen Motor. Für die meisten Menschen ist das ein kurzes, sonderbares Gefühl. Für dein Gehirn ist es etwas anderes. Es ist wie Regen nach einer langen Dürre. Dein Motor denkt: »Endlich. Das ist es. Das will ich wieder.« Und genau da liegt die Gefahr.

Stell dir vor, jemand sagt zu dir: »Ich habe einen Treibstoff, der deinen Motor sofort zum Laufen bringt. Kein

Stottern, kein Brummen, kein Kämpfen. Einfach – fahren.« Klar denkt dein Kopf: »Das klingt gut. Das will ich.«

Am Anfang stimmt es sogar. Der Motor läuft. Das Brummen im Kopf wird leiser. Du fühlst dich entspannt, oder wach, oder einfach – normal. Vielleicht zum ersten Mal so richtig normal. Das ist real. Das bildest du dir nicht ein.

Und genau das ist die Falle.

Dein Gehirn ist klug. Wirklich klug. Und es passt sich an – immer. Es merkt: Von außen kommt jetzt viel Dopamin. Also denkt es: Dann muss ich selbst weniger produzieren. Wozu die Mühe? Und es drosselt die Dopaminproduktion.

Nach einer Weile merkst du: Ohne den »Treibstoff Droge« läuft der Motor schlechter als je zuvor. Nicht gleich schlecht wie am Anfang – schlechter. Grauer. Schwerer. Die Dinge, die dir früher Freude gemacht haben, fühlen sich flach an. Musik klingt irgendwie dumpf. Freunde sind anstrengend. Selbst Dinge, die du liebst, interessieren dich kaum noch. Und das Einzige, was das kurz besser macht? Mehr davon. Mehr Treibstoff. Mehr – von dem, was deinen Motor gerade kaputt macht. Das ist Sucht.

Und jetzt kommt noch etwas, das die wenigsten wissen – und das dich vielleicht mehr erschreckt als alles andere: Dein Gehirn ist gerade noch im Bau. Bis du 25 bist, entwickelt es sich – und zwar genau der Teil, der dich eigentlich retten soll: der präfrontale Cortex. Der ist dein innerer Erwachsener. Der bremst, plant, denkt voraus, sagt: »Moment mal.« Bei ADHS ist dieser Teil sowieso schon etwas langsamer unterwegs als bei anderen. Noch mehr Grund, ihn in Ruhe fertig bauen zu lassen.

Jeder Rausch – Alkohol, Cannabis, was auch immer – legt die Baustelle still. Nicht nur für die Dauer des Highs. Länger. Das Gehirn lernt in diesem Zustand schlechter, verdrahtet sich schlechter, wächst schlechter. Und mit 25 ist die Baustelle geschlossen. Für immer. Was bis dahin nicht fertig wurde, bleibt unfertig. Dein Gehirn hat ein Zeitfenster – und das schließt sich. Wer das weiß und trotzdem regelmäßig kifft oder trinkt, baut gerade an seiner eigenen Zukunft herum. Mit dem falschen Werkzeug.

Vielleicht kennst du jemanden, der ab und zu etwas trinkt oder raucht – und dem scheint es gut zu gehen. Der hört einfach auf, wenn er will. Für dich funktioniert das nicht so. Dein Motor hatte von Anfang an weniger Dopamin als andere. Er hat diesen Treibstoff daher viel, viel stärker gespürt. Was für andere ein Experiment ist, wird für dich schneller zur Gewohnheit. Was für andere eine Gewohnheit ist, wird für dich in null Komma nix zur Abhängigkeit.

Dein Gehirn und Drogen (ja, auch Alkohol) ziehen sich an wie zwei ganz starke Magneten. Wenn das einmal »klack« gemacht hat, bist du fast chancenlos, da wieder von allein rauszukommen.

Wenn dir jemand einen Joint oder Drink anbietet, sei nicht sauer. Derjenige weiß ja nichts davon, wie brandgefährlich Drogen gerade für dich als ADHSler sind.

Jetzt kommt für dich noch ein wichtiger Schritt: Sag Nein. Das ist hart – denn wer Drogen konsumiert, gehört ja dazu. Wer Nein sagt, schließt sich aus. Du als ADHSler hast oft genug in deinem Leben Ausschluss und Ablehnung gespürt, dazuzugehören, ist für dich eines der großartigsten Gefühle überhaupt. Alles klar, alles verständlich. Aber dieses eine »Ja«, wenn dir jemand was anbietet, ist ein zu hoher Preis dafür. Viel zu hoch.

Du weißt garantiert schon, was Sucht bedeutet, welche Auswirkungen Sucht auf den Betroffenen und sein Leben hat. Du bist mehr wert als das. Du hast ein »Spicy Brain«, das es nun mal unmöglich macht, nur gelegentlich zu konsumieren. Sei es dir wert, Nein zu sagen. So dramatisch es klingt, aber ein-, zwei-, dreimal Nein kann über dein ganzes späteres Leben entscheiden. Das ist Fakt und kein Gelaber.

Spicy Brains und Drogen gehen nicht zusammen. Man isst ja auch keinen Hering mit Schokoladensauce.

Vorbild Elternhaus

Kinder lernen nicht, was wir ihnen sagen. Sie lernen, was wir tun. Das ist kein Kalenderspruch, das ist Neurobiologie. Das gilt auch für das Thema Suchtprävention. Auch wenn es jetzt unangenehm wird: Wie sieht der Abend bei Ihnen zu Hause aus? Steht Alkohol auf dem Tisch? Gar täglich? Ist das erste Bier der Belohnungsmoment nach einem langen Tag – und Ihr Kind schaut zu? Wird geraucht, auf dem Balkon, nach dem Essen, als Ritual, das Ihr Kind kennt?

Greift jemand beim kleinsten Stress, bei jeder Langeweile, bei jedem unangenehmen Gefühl zum Handy und scrollt? Verzieht sich ein Elternteil und zockt die halbe Nacht durch? Ihr Kind lernt: Stress kommt – Glas. Stimmung kippt – Zug. Es wird zu viel – Handy. Für ein ADHS-Gehirn, das Muster speichert wie kaum ein anderes, ist gelebter Alltag das stärkste Lehrprogramm.

Das Fazit ist klar: Wenn Sie nicht möchten, dass Ihr Kind süchtig wird, fassen Sie sich an die eigene Nase. Dann muss all das genau anders werden. Ohne Wenn und Aber. Da helfen auch keine Ausreden oder hilflose Erklärungsversuche, mit denen Sie Ihren eigenen Konsum doch noch irgendwie rechtfertigen möchten. Ihr Kind weiß, dass Sie Unsinn reden, und wird Ihnen diesen nicht abkaufen. Kurz: Die beste Suchtprävention ist ein cleanes Elternhaus. Das bezieht sich auch und gerade auf den Medienkonsum.

Nun wird es für mindestens einen Elternteil schwierig. Denn das Kind hat ADHS von einem vererbt bekommen. Das ist fast zu 100 Prozent sicher. Von daher: Schauen Sie auch da genauer hin – sehr wahrscheinlich leben zwei ADHSler unter Ihrem Dach.

Medien – ein ganz heißes Eisen

Jeder weiß: Zu viel auf den Bildschirm zu starren, ist nicht gut. Trotzdem hängen die meisten Kinder täglich stundenlang an Smartphone, Tablet oder Konsole – und die meisten Eltern schauen weg, weil es halt so ist. Weil alle Kinder das haben – und weil der Wirbelwind dann endlich mal Ruhe gibt und man eine Pause bekommt. Wer wollte darüber den Stab brechen?

Für ADHS-Kinder sind Handy, Tablet und Computer allerdings ein noch heißeres Eisen als bei anderen ohnehin schon. Bildschirme liefern, was das ADHS-Gehirn sucht: schnelle, intensive, immer neue Reize. Dopamin auf Knopfdruck. Soziale Medien, Videospiele, YouTube-Algorithmen – sie alle sind darauf optimiert, genau jenes Belohnungssystem zu befeuern, das bei ADHS ohnehin schon falsch reguliert ist. Das ist kein Zufall. Das ist Geschäftsmodell. Bitte lesen Sie auch unbedingt weiter vorne noch mal das Kapitel zum Thema Online-Sucht. Sie werden staunen – und verstehen.

Ein ADHS-Kind, das stundenlang zockt oder scrollt, trainiert sein Gehirn darauf, nur noch auf extrem intensive Reize zu reagieren. Alles andere – Schule, Gespräche, Hausaufgaben, Langeweile aushalten – wird noch unerträglicher als ohnehin schon. Medien trainieren das ADHS-Hirn in genau die falsche Richtung. Dann ist es nur noch ein kleiner Schritt zu Substanzen, die dasselbe leisten. Schneller, intensiver, verlässlicher. Schärfer ausgedrückt: Medienkonsum ist für ADHSler die Einstiegsdroge.

Wie viel Bildschirmzeit ist zu viel?

Die Weltgesundheitsorganisation und die American Academy of Pediatrics sind sich einig:

- Kinder unter drei Jahren: keine Bildschirmzeit, nur Videotelefonieren
- 3 bis 6 Jahre: maximal eine Stunde täglich, begleitet
- 6 bis 12 Jahre: maximal eine bis zwei Stunden täglich, klar geregelt
- ab 12 Jahren: zwei Stunden als Richtwert – aber Inhalt und Kontext zählen genauso wie die Zeit

Für ADHS-Kinder gelten diese Empfehlungen nicht als Richtwert, sondern als Obergrenze. Weniger wäre besser und es sollte mehr elterliche Begleitung als bei anderen Kindern geben. Zwei Stunden passives YouTube-Schauen sind nicht dasselbe wie zwei Stunden Videotelefonieren mit der Oma oder das gemeinsame Anschauen einer Dokumentation. Die nackte Zahl sagt wenig. Was geschaut, gespielt, konsumiert wird – das zählt.

Hier ein paar Vorschläge, wie Sie den Medienkonsum bei sich daheim konkret regeln könnten. Klar muss sein: Regeln werden eingehalten, und zwar ausnahmslos. Wenn nicht, hat das Konsequenzen. Regeln ohne Konsequenzen sind Empfehlungen. Empfehlungen ignorieren Kinder – ADHS-Kinder erst recht.

Was funktioniert:

- Feste Zeiten, keine Verhandlungen. Nicht »heute vielleicht noch eine halbe Stunde« – sondern klare, täglich gleiche Zeitfenster. Das ADHS-Gehirn braucht Struktur. Unklare Grenzen werden getestet. Immer.

- Bildschirmzeit als Abschluss, nicht als Einstieg. Nie als Erstes nach der Schule. Erst Hausaufgaben, Bewegung, Essen – dann der Bildschirm. Wer zuerst zockt, bekommt sein Dopamin weg, bevor er mit dem Rest anfangen kann. Das war's dann.
- Keine Bildschirmzeit mehr ab eine Stunde vor dem Schlafengehen. Das blaue Licht unterdrückt Melatonin, der Kopf kommt nicht runter, der Schlaf wird schlechter, die Symptome am nächsten Tag stärker. Notfalls regeln Sie das über den Router.
- Gemeinsam am Bildschirm sein, wann immer es geht. Was Ihr Kind schaut und spielt, sollten Sie kennen. Nicht als Überwachung – als Interesse. Die Bitte, »zeig mir mal, was du da spielst«, gewährt mehr Einblick als jede Sperre.

Eine ganz schwierige Angelegenheit sind Pornos, die die Jüngsten völlig unproblematisch im Netz finden. Sie würden sich übergeben, was da alles geboten wird – und welche Altersklassen Sadomaso gucken wie wir früher Donald Duck. Es geht hier gar nicht um Moral oder Verklemmtheit. Es geht darum, dass solche Pornos noch ein viel stärkerer Magnet für die Youngsters sind als herkömmliches TikTok-Rauschen. Da ist die Pubertät und der Umstand, dass nun mal nichts so viel Dopamin sprudeln lässt, wie ein ordentlicher Orgasmus. Blättern Sie zurück und lesen Sie auch den Abschnitt zur Pornosucht. Niemand will verhindern, dass Ihre Kids ab einem gewissen Alter auch diesen

Spaß haben – aber es gibt Grenzen. Auch hier besteht für ADHSler hohe Suchtgefahr.

Das Dumbphone – eine simple, aber gute Idee

Also ein Handy, mit dem man nur telefonieren und SMS schreiben kann. Kein Internet, keine Apps, kein Social Media. Gibt es, für unter 50 Euro. Nokia und andere Hersteller verkaufen sie noch. Für Kinder bis zwölf Jahre ist das eine klare Empfehlung. Ein Kind in diesem Alter braucht kein Smartphone. Es soll erreichbar sein – das kann ein Dumbphone. Wer seinem Zehnjährigen ein iPhone gibt, gibt ihm ein Gerät, das mit Milliarden Dollar Entwicklungsbudget darauf optimiert wurde, so viel Aufmerksamkeit wie möglich zu stehlen. Das ist kein fairer Kampf.

Für 12–14 Jahre: Dumbphone als Einstieg ist eine ernsthafte Option, besonders bei ADHS. Der Übergang zum Smartphone kann später kommen – wenn Regeln etabliert sind, wenn das Kind gezeigt hat, dass es damit umgehen kann.

Ab 15: Dumbphone als Dauerlösung wird schwierig. Soziale Teilhabe läuft in diesem Alter über Smartphone. Wer keines hat, ist raus. Das ist keine Kleinigkeit – soziale Isolation ist bei ADHS-Kindern ohnehin ein Risiko. Man tauscht ein Problem gegen ein anderes. Die Lösung ab diesem Alter: Smartphone mit klaren Regeln und technischen Grenzen.

Sperrsoftware – was taugt sie wirklich?

Es gibt sie, sie funktioniert, aber sie ist kein Ersatz für Gespräche. Beides zusammen funktioniert aber ziemlich gut. Die besten Optionen im Überblick:

- Apple Screen Time – direkt im iPhone integriert. Lässt sich per Code sichern, den nur die Eltern kennen. Zeitlimits pro App, Sperrung bestimmter Inhalte, Auswertung der Nutzung. Solide, kostenlos, funktioniert – solange das Kind kein eigenes Apple-Konto hat, über das es die Einstellungen umgehen kann. Tipp: Familienfreigabe einrichten, Eltern als Organisator.
- Google Family Link – Äquivalent für Android. Ähnliche Funktionen, etwas weniger intuitiv. Lässt sich mit dem Google-Konto des Kindes verknüpfen. Ab 13 Jahren kann das Kind die Kontrolle selbst übernehmen – das sollte man wissen und rechtzeitig besprechen.
- Bark – amerikanischer Anbieter, auch in Europa nutzbar. Überwacht Inhalte auf Auffälligkeiten – Cybermobbing, Suizidgedanken, Sex-Inhalte – und benachrichtigt Eltern. Kein komplettes Sperrsystem, aber ein Frühwarnsystem. Monatliche Gebühr, aber durchdacht.
- Circle – Hardware-Lösung, die sich in den Router einhängt. Kontrolliert alle Geräte im Netzwerk, auch Konsolen und Smart-TVs. Zeitlimits, Inhaltssperren, Tagesberichte. Funktioniert auch, wenn das Kind die Einstellungen am eigenen Gerät umgeht. Schwäche: funktioniert nicht mobil, also außer Haus nicht.
- Qustodio – umfangreichste Elternkontrolle am Markt. Läuft auf allen Plattformen, auch iOS, Android, Windows, Mac. Detaillierte Berichte, App-Sperren, Zeitlimits, Standortverfolgung. Kostenpflichtig, aber vollständig.
- ScreenZen – deutsche Lösung mit Fokus auf Achtsamkeit statt reiner Blockade. Kombiniert klassische Zeitlimits und App-Sperren mit bewusster Nutzung: Der Nutzer bekommt nach einer bestimmten Zeit eine kurze

Reflexionsfrage oder einen sanften Impuls. (»Willst du wirklich noch weiterscrollen?«) Sehr gute Auswertungen zur Nutzungsdauer und Stimmung. Läuft auf iOS und Android, datenschutzkonform nach DSGVO. Etwas teurer, dafür weniger konfrontativ und langfristig wirksamer, weil es die Selbstregulation fördert, statt nur zu verbieten.

Was alle diese Tools nicht können: ein Kind davon abhalten, das Gerät eines Freundes zu nutzen. Oder ein zweites, altes Telefon ohne SIM-Karte über WLAN zu betreiben. Kinder sind erfinderisch. Technik ist ein Werkzeug – kein Ersatz für Vertrauen und Gespräch.

Medikamente – Gamechanger

Als Elternteil eines Kindes mit ADHS stehen Sie vor vielen Entscheidungen. Eine davon ist besonders schwer: die Frage nach einer medikamentösen Behandlung. Viele Eltern zögern – aus Sorge und Skepsis. Es war schon immer sinnvoll, beim Thema Pharma sehr kritisch hinzusehen. Wer meine Bücher und meinen Werdegang kennt, weiß, dass das schon immer meine Linie war.

Im Fall von ADHS möchten wir Autorinnen hingegen ein klares Plädoyer für die Hilfe durch ADHS-Medikamente auch bei Kindern halten. Wenn ein Erwachsener für sich selbst Medikamente zur Behandlung von ADHS ablehnt, ist das zu akzeptieren. Bei Ihrem Kind aber entscheiden Sie. Ihre Entscheidung wird den Weg Ihres Sprösslings prägen. Allgemein und ganz besonders beim Thema Sucht. Diese Entwicklung ist nicht korrigierbar, es sind entscheidende Jahre.

Auch unsere eigenen Erfahrungen prägen uns natürlich. Meine Tochter Lisa ist erst im Alter von 26 Jahren diagnostiziert worden und weiß, wie das Leben bis dahin und ohne Medikamente verlief. Ihr »Tagebuch eines Kindes« spricht Bände.

Lisa klagt nicht. Sie schreit nicht um Hilfe. Sie schreibt einfach auf, wie ihre Woche war – die Wollstrumpfhose, die kratzt und wehtut und von der alle sagen, sie bilde es sich ein. Der Vater, der die Decke wegzieht, weil es wieder zu spät ist. Die Lehrerin, die nicht mehr sauer ist – nur noch genervt. Der Pausenhof, der zu laut ist, das Mädchenklo, das wenigstens still ist. Das Völkerballspiel, das sie verliert, den Hieb mit dem Turnbeutel, den sie sofort bereut, und die Erschöpfung danach, die kein Schlaf wirklich behebt.

Kein einziges Mal schreibt sie: Ich leide. Kein einziges Mal schreibt sie: Bitte helft mir.

Das ist das Erschreckende. Kinder mit ADHS sagen das nicht. Sie denken, es ist normal. Sie denken, sie sind das Problem. Sie gewöhnen sich ans Scheitern, ans Kratzen, ans Brummen im Kopf, an das Gefühl, immer irgendwie falsch zu sein. Ihr Kind sagt Ihnen das auch nicht. Nicht weil es ihm gut geht. Sondern weil es nicht weiß, dass es anders sein könnte.

Medikamente machen aus einem Kind mit ADHS kein anderes Kind. Aber sie können dafür sorgen, dass dieses Kind zum ersten Mal erlebt, wie es sich anfühlt, wenn der Kopf kurz still ist. Wenn die Lehrerin aufhört, sich zu wiederholen, bevor man den Faden verloren hat. Wenn ein Tag endet, ohne dass man sich wie nach einer schweren Niederlage fühlt.

Meine Tochter hat das erst mit 26 erlebt, am Tag, als sie das erste Mal Ritalin nahm. Auch das können Sie vorne nachlesen. Sie können dafür sorgen, dass Ihr Kind es früher erfährt.

Mit knapp 30 begann sie den Weg, den sie mit 20 hätte starten können. Mit 15 hätte sie die Grundlage dafür legen können. Als Eltern hat es unendlich geschmerzt, zu sehen, dass die geliebte Tochter einfach nicht Tritt fassen kann, weder in der Schule noch sozial noch beruflich – und dabei hochintelligent ist. Ich hätte mir von Herzen gewünscht, sie hätte sowohl die Diagnose als auch die Medikamente viel früher bekommen. Und ja: Auch wir als Eltern hätten da erst einmal kritisch hingesehen. Von daher ist Abwägen immer in Ordnung. Aber am Ende ist die Datenlage absolut eindeutig, und das nicht nur beim Thema Sucht.

Zwei von drei ADHS-Kindern erhalten keine Medikamente. Häufig aufgrund der Entscheidung der Eltern. Wir halten das für falsch. Viele Eltern denken nur an die Gegenwart. Stellen sich die Frage: »Krieg ich mein Kind auch so durch die Schule und groß?« Das ist viel zu kurzsichtig. Medikamente im Kindesalter haben Einfluss auf den gesamten weiteren Lebensverlauf. Mal abgesehen von der Lebensqualität für das Kind. Deshalb unser Plädoyer.

Die Lebenserwartung

Menschen mit ADHS haben ein etwa doppelt so hohes Risiko, früher zu sterben, als vergleichbare Personen ohne ADHS. Das betrifft vor allem jüngere Altersgruppen. Entscheidend: Der Unterschied entsteht nicht primär durch Krankheiten, sondern durch unnatürliche Todesursachen. Im Durchschnitt leben ADHSler zehn Jahre weniger. Ursachen dafür sind:

- Unfälle (v. a. Verkehr, riskantes Verhalten)
- Suizid und Selbstgefährdung
- Substanzmissbrauch (Alkohol/Drogen)
- Impulsivität und Risikoverhalten allgemein

Nicht die »Krankheit an sich«, sondern ihre Auswirkungen auf Verhalten und Lebensführung erhöhen das Risiko eines früheren Todes.

Medikamente ändern das. Während Phasen mit ADHS-Medikation ist das Sterberisiko etwa 20 Prozent niedriger als ohne Behandlung. Es gibt weniger schwere Unfälle, weniger Selbstmorde und weniger riskantes Verhalten insgesamt.

Familie

Menschen mit ADHS haben ein etwa zweifach erhöhtes Risiko für Trennungen oder Scheidungen im Erwachsenenalter. Zusätzlich belegen Studien mehr Beziehungskonflikte, instabilere Partnerschaften, häufiger frühere Trennungen. Warum das so ist, ist klar. Impulsivität lässt Konflikte viel schneller eskalieren. Unaufmerksamkeit, emotionale Dysregulation und eine chaotische Alltagsorganisation sabotieren Beziehungen.

Medikamente setzen genau da an, bereits bei Kindern. Ein ADHS-Hirn, das mit deren Unterstützung bessere Impulskontrolle, normale Aufmerksamkeit und funktionales Alltagsverhalten erlernt hat, hat wesentlich bessere Voraussetzungen für eine spätere stabile Partnerschaft.

Das Berufsleben

Unbehandeltes ADHS erschwert Schule und Berufsausbildung deutlich. ADHSler brechen sehr häufig ab, wechseln immer wieder den Ausbildungsweg. Sie erreichen deshalb weniger Abschlüsse, das Ganze setzt sich im Berufsleben fort. Lebensbrüche und längere Phasen ohne Arbeit sind häufig. In der Folge verdienen Erwachsene mit ADHS im Durchschnitt auch weniger – nicht wegen geringerer Fähigkeiten, sondern wegen dieser instabileren Verläufe.

Medikamente helfen dabei, diese Schwierigkeiten spürbar zu reduzieren: Kinder und Jugendliche können sich besser konzentrieren, Aufgaben eher zu Ende bringen und ihr tatsächliches Leistungsniveau besser ausschöpfen. Studien zeigen zum Beispiel bessere Prüfungsleistungen und ein geringeres Risiko für längere Arbeitslosigkeit. Dadurch verbessern sich die Chancen auf einen stabileren Bildungs- und Berufsweg und indirekt auch auf ein stetigeres und besseres Einkommen.

Das Suchtrisiko

Kinder und Jugendliche mit ADHS, die Medikamente bekommen, haben ein geringeres Risiko, zu Suchtmitteln zu greifen. Das Risiko des wiederholten Substanzgebrauchs (also Suchteinstieg) liegt sogar um 25 Prozent niedriger.

Das Ganze gilt aber nur, solange die Medikamente auch genommen werden. Es gibt keine Zahlen darüber, ob im Kindesalter eingenommene Medikamente vor einer Sucht im Erwachsenenalter schützen. Das heißt nicht, dass es nicht so sein könnte. Es gibt halt nur keine Untersuchungen dazu. Schaut man sich aber die anderen Faktoren weiter oben an, ist der Rückschluss zumindest plausibel. Probleme im Job, in der Ehe oder Geldschwierigkeiten haben schon so manchen in die Sucht getrieben.

Fazit: Bitte lehnen Sie Medikamente als zusätzliche Behandlung für Ihr Kind nicht in Bausch und Bogen ab. Sie senken damit nicht nur das Suchtrisiko – Sie prägen sein gesamtes späteres Leben. Diskutieren Sie ruhig mit dem Arzt, fragen Sie ihm Löcher in den Bauch und lassen Sie auch nicht locker, wenn Sie merken, die Medikation passt noch nicht. Aber lehnen Sie nicht von vornherein ab.

Leider sind die medizinischen Leitlinien in Bezug auf Medikamente bei Kindern eher restriktiv. Das ist in den USA beispielsweise völlig anders. Im deutschsprachigen Raum wird offiziell erst auf eine »multimodale Therapie« gesetzt, ohne Medikamente. Jedenfalls auf dem Papier. Aber es hindert Sie niemand, den Arzt aktiv nach einer medikamentösen, begleitenden Therapie zu fragen.

Sie haben Drogen gefunden. Was jetzt?

Trotz aller Vorbeugung kann er kommen. Der Moment, in dem Sie eine Tüte Gras finden oder eine versteckte Flasche bei Ihrem Kind entdecken. Jetzt kommt fast alles auf Ihre erste Reaktion an. Was jetzt passiert, entscheidet darüber, ob Ihr Sprössling das nächste Mal noch mit Ihnen redet – oder nicht.

Bei einem ADHS-Kind steht noch mehr auf dem Spiel. Dieses Gehirn reagiert hypersensibel auf Ablehnung, auf Beschämung, auf emotionale Überwältigung. Eine Konfrontation, die außer Kontrolle gerät, errichtet dicke Mauern.

Also: Durchatmen. Erst denken, dann reden. Den ersten Impuls bremsen. Wut ist verständlich. Angst auch. Beides zusammen ergibt eine Explosion, die nichts löst. Wer jetzt schreit, stößt auf eine Mauer. Wer jetzt die Fassung behält, ermöglicht ein Gespräch. Also: Nicht sofort konfrontieren. Den Fund zur Kenntnis nehmen, kurz sortieren, dann das Gespräch suchen – in Ruhe, zu einem Zeitpunkt, an dem weder Sie noch Ihr Kind gerade aufgewühlt sind.

Der erste Satz entscheidet, ob ein Gespräch stattfindet oder eine Konfrontation. Eltern, die mit »Ich habe das gefunden – was soll das?« einsteigen, stoßen in neun von zehn Fällen auf eine Mauer. Schweigen, Ausreden, Gegenangriff. Das ist kein Trotz – das ist ein Gehirn, das sich schützt.

Der erste Satz sollte drei Dinge tun: Fakten benennen, keine Anklage formulieren, Ihre Sorge ausdrücken. Also: »Ich habe neulich das bei dir gefunden und ich mache mir jetzt sehr große Sorgen um dich.« Das ist eine goldene Regel: Nie mit »Du-Botschaften« arbeiten. Also: »Du hast … Du nimmst Drogen, Du …« Bleiben Sie bei sich. Erzählen Sie, was Sie denken, was das in Ihnen ausgelöst hat. Der Grund ist einfach. Jeder, wirklich jeder, würde auf »Du-Botschaften« mit Abwehr reagieren. ADHSler noch dreimal heftiger. Dann folgt ein Streit, die Jalousien gehen runter – Ende.

Jetzt kommt eine schwierige Stelle. Sie müssen die entstehende Pause aushalten. Gefühlt wird es die längste Pause, die Sie jemals aushalten mussten. Trotzdem: Nicht in die Pause hineinreden, weil Sie sie nicht ertragen. Nicht nachschieben, nicht erklären, nicht füllen. Warten.

Bei einem ADHS-Kind kommt die Reaktion oft nicht sofort. Das Gehirn braucht einen Moment. Wer diesen Moment mit Worten füllt, bekommt keine ehrliche Antwort mehr – sondern eine Reaktion auf die eigenen Worte. Also: Ersten Satz sagen. Pause. Warten. Was dann kommt, ist die eigentliche Information. Wie es weitergeht, hängt stark vom Alter des Kindes ab:

10 bis 13 Jahre

In diesem Alter ist Beschämung die größte Gefahr. Das Kind weiß bereits, dass es etwas falsch gemacht hat. Es braucht keinen weiteren Beweis dafür.

»Ich habe etwas in deiner Tasche gefunden. Ich bin nicht sauer. Ich will verstehen, wie das dazu gekommen ist.«

»Ich habe die Flasche gesehen. Ich muss wissen, von wem das kam.«

»Hat dir jemand das gegeben? Oder war das deine Idee?«

Letzteres ist besonders wichtig in diesem Alter. Nicht als Verhörfrage – sondern weil die Antwort zeigt, ob das Kind unter Druck stand. Und weil ein Kind, das merkt, dass Sie verstehen wollen, statt verurteilen, anfängt zu reden.

13 bis 16 Jahre

Hier ist die Versuchung am größten, mit Emotion einzusteigen. Vermeiden Sie das um jeden Preis.

»Ich habe das gefunden. Ich mache mir Sorgen – nicht weil ich dir nicht vertraue, sondern weil ich weiß, was das mit deinem Gehirn macht.«

»Ich will nicht wissen, ob du Mist gebaut hast. Ich will wissen, warum.«

»Was läuft gerade bei dir? Nicht in der Schule – bei dir.«

Dieser letzte Satz ist oft der wirksamste in dieser Altersgruppe. Er signalisiert: Ich sehe nicht nur das Problem. Ich sehe dich. Und er öffnet genau das, was Sie wirklich brauchen – einen Einblick in den Zustand Ihres Kindes. Ob es Druck hat. Ob es nicht schläft. Ob es sich irgendwo nicht zugehörig fühlt. Das sind die Informationen, die zählen.

16 bis 18 Jahre
In diesem Alter funktionieren elterliche Autorität und Betroffenheitsrhetorik nur noch sehr spärlich Was funktioniert: Klarheit und Respekt.

»Ich habe das gefunden. Ich behandle dich wie einen Erwachsenen – also reden wir wie Erwachsene.«

»Ich stelle dir eine Frage und ich bitte dich um eine ehrliche Antwort: Ist das das erste Mal?«

»Du musst mir nichts erklären. Aber ich sage dir, was ich beobachte – und dann entscheidest du, was du damit machst.«

Dieser letzte Einstieg ist riskant – und genau deshalb oft wirksam. Er gibt dem fast Erwachsenen die Kontrolle zurück. Und ein ADHS-Gehirn, das ohnehin gegen jede wahrgenommene Kontrolle von außen ankämpft, reagiert auf Autonomie anders als auf Druck. Nicht als Trick gemeint. Als echtes Angebot.

Formulierungen, die nie als erster Satz funktionieren:

- »Wie konntest du das tun?« – Anklage. Tür zu.
- »Weißt du, was das mit dir macht?« – Vortrag angekündigt. Tür zu.
- »Ich bin so enttäuscht von dir.« – Beschämung. Tür zu, Schlüssel weg.
- »Das kommt mir nicht mehr ins Haus.« – Ultimatum ohne Gespräch. Garantiert wirkungslos.

Fazit: Wenn Sie das erste Mal bei Ihrem Kind Drogen (auch Alkohol!) finden oder es sehr klar betrunken oder bekifft nach Hause kommt, beginnen Sie ein offenes Gespräch, wenn es wieder klar ist. Der Dialog ist das Einzige, was helfen wird. Strafen, Verbote, alles Essig und kontraproduktiv. Vergessen Sie nicht: Die Neurobiologie Ihres Kindes ist ein Magnet für Drogen. Greift es zu, sagt das viel darüber, dass das ADHS eben nicht gut im Griff ist – und da liegt der Schlüssel. Und nicht in Verboten und Strafen. Natürlich können Sie Vereinbarungen treffen, aber sachgerecht, zielorientiert und vor allem in einer freundlichen, warmen und einfühlsamen Atmosphäre. Wenn Sie jetzt Ihr Kind emotional verprellen, haben Sie verloren.

Noch mal anders sieht es aus, wenn Sie Ihr Kind wiederholt beim Drogenkonsum erwischen. Dann ist professionelle Hilfe keine Option mehr, sondern notwendig. Und die Frage nach dem ADHS muss ganz oben auf der Liste stehen: Ist es im Griff? Wird es behandelt? Bekommt das Kind bislang keine Medikamente, ist spätestens jetzt der letzte Warnschuss abgegeben. Das ist der erste Schritt, nicht der letzte.

Was nie funktioniert

- Wegsehen. Der Gedanke »das gibt sich« ist bei ADHS-Kindern besonders gefährlich. Es gibt sich nicht, garantiert.
- Beschämen. Ein ADHS-Kind, das ohnehin glaubt, irgendwie falsch und minderwertig zu sein, braucht keine Bestätigung dafür.
- Strafen ohne Gespräch. Konsequenzen ohne Verständnis ändern nichts. Sie verlagern das Problem nur.
- Alles allein lösen wollen. Es gibt Fachleute, die genau das

kennen. Sie ins Boot zu holen, ist kein Versagen – es ist das Klügste, was man tun kann.

Soll ich heimlich kontrollieren?

Nach dem Fund und dem Gespräch gibt es noch eine Falle, in die Sie keinesfalls tappen dürfen: Kontrollieren Sie nicht den Privatbereich Ihres Kindes. Ob heimlich oder angekündigt – beides ist ein absolutes No-Go. Natürlich ist es verführerisch: einfach mal die Tasche durchsuchen, nur um zu wissen, ob es aufgehört hat? Die Antwort lautet Nein.

Nicht weil das Kind ein Recht auf einen drogenfreien Privatbereich hätte. Sondern weil heimliche Kontrolle das Einzige zerstört, was in dieser Situation noch helfen kann: den Draht zu Ihrem Kind.

Ein ADHS-Gehirn reagiert, wie bereits beschrieben, hypersensibel auf Ablehnung und Kontrollverlust. Es wird den Vertrauensbruch nicht einfach hinnehmen – es wird ihn spüren, früher, als Sie denken.

Kinder merken, wenn Dinge anders liegen oder Möbel verrückt wurden. Gerade ADHSler haben für so etwas superfeine Antennen, sie sehen Muster. Auch merken sie, wenn die Eltern auf einmal anders fragen. Sie merken den veränderten Blick. Und dann ziehen sie sich nicht einfach zurück. Sie mauern sich ein. Komplett.

Was Sie dann noch haben, ist ein Kind, das weiß, dass Sie kontrollieren – und das gelernt hat, noch genialer zu verstecken. Das ist kein Gewinn. Das ist das Gegenteil davon. Was aber funktioniert: Transparenz. Sagen Sie Ihrem Kind direkt, was Sie denken. »Ich mache mir weiter Sorgen. Ich werde dich ab und zu fragen, wie es läuft – nicht um dich zu überwachen, sondern weil ich wissen will, wie es dir geht.« Ein ADHS-Kind, das eine klare, ehrliche Ansage bekommt, reagiert darauf anders als auf einen Kontrolleur im Hintergrund.

Vereinbarungen statt Überwachung. »Wenn du wieder Drogen nimmst, sage es mir. Dann kann ich helfen.« Das klingt nach einem schlechten Deal aus Elternsicht. Es ist keiner. Es hält den Kanal offen. Und der offene Kanal ist das Einzige, was zählt.

Fazit: Heimliche Kontrolle gibt Ihnen ein kurzfristiges Gefühl von Handlungsfähigkeit. Es löst nichts. Es verschiebt das Problem in den Untergrund – und Ihr Kind gleich mit. Wer wirklich wissen will, was mit seinem Kind los ist, muss reden. Nicht schnüffeln.

Arielle darf nicht sterben – oder: Träumen erlaubt

Als Lisa noch in der Vorschule war, bat uns die Lehrerin um ein Gespräch. Natürlich wussten wir schon: Irgendwas hat unser Brausekind wieder angestellt. Die Dame war noch sehr jung – und sehr unsicher. Dafür plusterte sie sich umso mehr auf und fuhr uns an: »Ihre Tochter ist im Unterricht nicht erreichbar. Sie starrt immer aus dem Fenster und ist geistig weggetreten. Das ist respektlos, da stimmt was in der Erziehung nicht!«

Wir haben sie damit stehen lassen. Dieter Nuhr hat später unser Gefühl von damals in sein berühmtestes Bonmot gekleidet: »Wer keine Ahnung hat, sollte einfach mal die …«, na, Sie wissen schon. Natürlich haben wir Lisa gefragt, warum sie denn da immer aus dem Fenster schaut. Und was sie da wohl sieht. Die Antwort kam wie aus der Pistole geschossen: Arielle! Ich stelle mir immer vor, da schwimmt Arielle vorbei. Unter Wasser ist es so schön ruhig.

Zwischen »Da schwimmt Arielle« und ihrer Diagnose lagen mehr als 20 Jahre. Vieles hat sich verändert. Aber eines erlauben wir uns beide noch, Mutter und Tochter: träumen. Wir träumen davon, dass wir mit diesem Buch ein klein wenig was verändern können. Dass wir Menschen helfen können, die durch ADHS in eine Sucht gerutscht sind, vielleicht bislang gar nichts von ihrem ADHS wussten. Dass wir Eltern fit machen können, ihre ADHS-Sprösslinge vor der Sucht zu bewahren, für die sie ein so viel höheres Risiko haben.

Unser Traum geht noch ein wenig weiter. Vielleicht geben wir ja auch dem einen oder anderen innerhalb des Suchthilfesystems Denkanstöße. Denn es muss sich etwas ändern. Zu viele ADHSler mit einer Substanzgebrauchsstörung, wie es so schön heißt, fallen durch das Raster. Weil sie entweder im Rahmen einer Suchtbehandlung gar nicht diagnostiziert werden – oder weil sie keine angepasste Therapie erhalten, aus der sie eben aufgrund von ADHS wieder herausfallen.

Wir würden uns sehr freuen, von allen eine Rückmeldung zu bekommen. Schreiben Sie uns gerne. Sie finden uns unter http://gaby-guzek.com/. Auch konstruktive Kritik ist gerne gesehen.

Abschließend noch ein ganz großes Dankeschön an unsere »Traumhelfer«. Allen voran danken wir dem Heyne-Verlag, der sich des eigentlich wirklich sperrigen Themas angenommen hat. Weil man dort sofort verstanden hat, wie groß es ist und wie viele Menschen betroffen sind. Profis eben.

Ganz besonderer Dank gilt innerhalb des Heyne-Teams Frau Jessica Hein, unserer Ansprechpartnerin im Verlagslektorat. Sie weiß jetzt, wie es ist, mit eineinhalb ADHSlern ein Buch zu machen. Prokrastination und Buchabgabetermine sind zwei Welten, die unerbittlich aufeinanderprallen. Unser Dank gilt natürlich insbesondere Frau Evelyn Boos-Körner, die wieder einmal bewiesen hat: Hinter jedem (halbwegs) bekannten Autor steht immer eine verdammt gute Redakteurin.

Herzlicher Dank geht auch an Dr. Dieter Rossboth in die Schweiz für die vielen Tipps und Hinweise.

Ihnen als unsere Leser wünschen wir von Herzen alles Gute!

Lisa & Gaby Guzek

Weiterführende Literatur

ADHS und Sucht ist ein Massenphänomen

1. Luderer M et al. Alcohol use disorders and ADHD. Neurosci Biobehav Rev. 2021;128:648–60. https://doi.org/10.1016/j.neubiorev.2021.01.022
2. Metcalfe JD et al. The prevalence of cannabis use disorder in ADHD: a clinical epidemiological meta-analysis. J Psychiatr Res. 2024;172:33–42. https://doi.org/10.1016/j.jpsychires.2024.01.047
3. Oliva F et al. Prevalence of cocaine use and cocaine use disorder among adult patients with ADHD: a systematic review and meta-analysis. J Psychiatr Res. 2020;129:58–67. https://doi.org/10.1016/j.jpsychires.2020.06.007
4. McClernon FJ, Kollins SH. ADHD and smoking: from genes to brain to behavior. Ann N Y Acad Sci. 2008;1141:131–47. https://doi.org/10.1196/annals.1441.016
5. van Emmerik-van Oortmerssen K et al. Prevalence of ADHD in substance use disorder patients: a meta-analysis and meta-regression analysis. Drug Alcohol Depend. 2012;122(1–2):11–9. https://doi.org/10.1016/j.drugalcdep.2011.08.023
6. Wang BQ et al. The association between ADHD and internet addiction: a systematic review and meta-analysis. BMC Psychiatry. 2017;17:260. https://doi.org/10.1186/s12888-017-1408-x
7. Koncz P et al. The emerging evidence on the association between symptoms of ADHD and gaming disorder: a systematic review and meta-analysis. Clin Psychol Rev. 2023;100:102232. https://doi.org/10.1016/j.cpr.2023.102232
8. Waluk OR et al. The relationship between problem gambling and attention deficit hyperactivity disorder. J Gambl Stud. 2016;32:591–604. https://doi.org/10.1007/s10899-015-9564-8
9. Gori A et al. Prevalence and clinical phenotypes of adult patients with ADHD and comorbid behavioral addictions. J Behav Addict. 2024;13:124–35. https://doi.org/10.1556/2006.2024.00004
10. Gaspar N. Prävalenz der ADHS bei Menschen mit einer substanzbezogenen Störung: Eine Metaanalyse [Dissertation]. Universität Bonn; 2024. https://doi.org/10.48565/bonndoc-247
11. Bachmann CJ et al. ADHS in Deutschland: Trends in Diagnose

und medikamentöser Therapie. Dtsch Arztebl Int. 2017;114:141–8. https://doi.org/10.3238/arztebl.2017.0141
12. McKechnie DGJ et al. ADHD diagnoses and prescriptions in UK primary care, 2000–2018: population-based cohort study. BJPsych Open. 2023;9(4):e121. https://doi.org/10.1192/bjo.2023.512
13. Holstiege J et al. Trends in der Inzidenz der ADHS-Erstdiagnose im Erwachsenenalter. Dtsch Arztebl Int. 2025; im Druck. [Zi – Zentralinstitut für die kassenärztliche Versorgung]
14. Verstraeten T et al. Safety of thimerosal-containing vaccines: a two-phased study of computerized HMO databases. Pediatrics. 2003;112(5):1039–48. https://doi.org/10.1542/peds.112.5.1039
15. Andrews N et al. Thimerosal exposure in infants and developmental disorders: a retrospective cohort study in the UK. Pediatrics. 2004;114(3):584–91. https://doi.org/10.1542/peds.114.3.584
16. Smith MJ, Woods CR. On-time vaccine receipt in the first year does not adversely affect neuropsychological outcomes. Pediatrics. 2010;125(6):1134–41. https://doi.org/10.1542/peds.2009-2489
17. Pan N, Long Y, Qin K et al. Mapping ADHD heterogeneity and biotypes by topological deviations in morphometric similarity networks. JAMA Psychiatry. 2026. https://doi.org/10.1001/jamapsychiatry.2026.0001
18. Lee SS et al. Prospective association of childhood ADHD and substance use and abuse/dependence: a meta-analytic review. Clin Psychol Rev. 2011;31(3):328–41. https://doi.org/10.1016/j.cpr.2011.01.006

Neurobiologie des ADHS-Gehirns

Dopamin und Noradrenalin

19. Volkow ND, Wang G, Kollins SH et al. Evaluating dopamine reward pathway in ADHD: clinical implications. JAMA. 2009;302(10):1084–91. https://doi.org/10.1001/jama.2009.1308
20. del Campo N, Chamberlain SR, Sahakian BJ, Robbins TW. The roles of dopamine and noradrenaline in the pathophysiology and treatment of ADHD. Biol Psychiatry. 2011;69(12):e145–e157. https://doi.org/10.1016/j.biopsych.2011.02.036
21. Tripp G, Wickens JR. Neurobiology of ADHD. Neuropharmacology. 2009;57(7–8):579–89. https://doi.org/10.1016/j.neuropharm.2009.07.026

Cortisol, Stress und Hirnstruktur

22. McEwen BS, Morrison JH. Stress effects on neuronal structure: hippocampus, amygdala, and prefrontal cortex. Neuropsychopharmacology. 2016;41(1):3–23. https://doi.org/10.1038/npp.2015.171
23. Lupien SJ, McEwen BS, Gunnar MR, Heim C. Effects of stress throughout the lifespan on the brain, behaviour and cognition. Nat Rev Neurosci. 2009;10(6):434–45. https://doi.org/10.1038/nrn2639
24. Arnsten AFT. Stress weakens prefrontal networks: molecular insults to higher cognition. Nat Neurosci. 2015;18(10):1376–85. https://doi.org/10.1038/nn.4087

ADHS und Sucht: Töpfchen findet Deckelchen

25. Khantzian EJ. The self-medication hypothesis of addictive disorders: focus on heroin and cocaine dependence. Am J Psychiatry. 1985;142(11):1259–64. https://doi.org/10.1176/ajp.142.11.1259
26. Khantzian EJ. The self-medication hypothesis of substance use disorders: a reconsideration and recent applications. Harv Rev Psychiatry. 1997;4(5):231–44. https://doi.org/10.3109/10673229709030550
27. Mariani JJ, Khantzian EJ, Levin FR. The self-medication hypothesis and psychostimulant treatment of cocaine dependence: an update. Am J Addict. 2014;23(2):189–93. https://doi.org/10.1111/j.1521-0391.2013.12086.x
28. McEvoy RD et al. The effect of alcohol on subsequent sleep in healthy adults: a systematic review and meta-analysis. Sleep Med Rev. 2024. https://doi.org/10.1016/j.smrv.2024.101945
29. Zorick FJ et al. Sleep alterations in substance use disorders: a systematic review and meta-analysis. eClinicalMedicine (Lancet). 2026. https://doi.org/10.1016/j.eclinm.2025.100886

Cannabis und Schlaf

30. Walsh JH et al. Cannabis and sleep architecture: a systematic review and meta-analysis. Sleep Med Rev. 2025. https://doi.org/10.1016/j.smrv.2025.101170

Suchtgedächtnis und Neuroplastizität

31. Nestler EJ. Is there a common molecular pathway for addiction? Nat Neurosci. 2005;8(11):1445–49. https://doi.org/10.1038/nn1578
32. Koob GF, Volkow ND. Neurobiology of addiction: a neurocircuitry analysis. Lancet Psychiatry. 2016;3(8):760–773. https://doi.org/10.1016/S2215-0366(16)00104-8

ADHS-Medikamente und Sucht: der Gamechanger

33. Kast KA, Rao V, Wilens TE. Pharmacotherapy for ADHD and retention in outpatient substance use disorder treatment: a retrospective cohort study. J Clin Psychiatry. 2021;82(3):20m13598. https://doi.org/10.4088/JCP.20m13598
34. Quinn PD et al. ADHD medication and substance-related problems. Am J Psychiatry. 2017;174(9):877–85. https://doi.org/10.1176/appi.ajp.2017.16060686
35. Chang Z et al. Stimulant ADHD medication and risk for substance abuse. J Child Psychol Psychiatry. 2014;55(8):878–85. https://doi.org/10.1111/jcpp.12164
36. Li L, Zhu N, Zhang L et al. ADHD pharmacotherapy and mortality in individuals with ADHD. JAMA. 2024;331(10):850–60. https://doi.org/10.1001/jama.2024.0851
37. Zhang L, Zhu N, Sjölander A et al. ADHD drug treatment and risk of suicidal behaviours, substance misuse, transport accidents, and criminality. BMJ. 2025. https://doi.org/10.1136/bmj-2024-083658
38. Chang Z et al. Medication for ADHD and risk for suicide attempts. Biol Psychiatry. 2020;88(6):452–58. https://doi.org/10.1016/j.biopsych.2019.12.003
39. Barkley RA, Fischer M. Hyperactive child syndrome and estimated life expectancy at young adult follow-up. J Atten Disord. 2019;23(9):907–23. https://doi.org/10.1177/1087054718816164
40. Cortese S et al. Comparative efficacy and tolerability of medications for ADHD in children, adolescents, and adults: a systematic review and network meta-analysis. Lancet Psychiatry. 2018;5(9):727–38. https://doi.org/10.1016/S2215-0366(18)30269-4
41. Faraone SV, Banaschewski T, Coghill D et al. The World Federation of ADHD International Consensus Statement: 208 evidence-

based conclusions about the disorder. Neurosci Biobehav Rev. 2021;128:789–818. https://doi.org/10.1016/j.neubiorev.2021.01.022

Raus aus der Sucht: Alltag und Selbstregulation

42. Cortese S et al. Sleep in children with ADHD: meta-analysis of subjective and objective studies. J Am Acad Child Adolesc Psychiatry. 2009;48(9):894–908. https://doi.org/10.1097/CHI.0b013e3181ac09c0
43. Hvolby A. Associations of sleep disturbance with ADHD: implications for treatment. Atten Defic Hyperact Disord. 2015;7(1):1–18. https://doi.org/10.1007/s12402-014-0151-0
44. Mehren A et al. Acute effects of aerobic exercise on executive function and attention in adult patients with ADHD. Front Psychiatry. 2019;10:132. https://doi.org/10.3389/fpsyt.2019.00132
45. Ratey JJ, Hagerman E. Spark: The Revolutionary New Science of Exercise and the Brain. New York: Little, Brown and Company; 2008.
46. Pontifex MB et al. Exercise improves behavioral, neurocognitive, and scholastic performance in children with ADHD. J Pediatr. 2013;162(3):543–51. https://doi.org/10.1016/j.jpeds.2012.08.036
47. Cairncross M, Miller CJ. The effectiveness of mindfulness-based therapies for ADHD: a meta-analytic review. J Atten Disord. 2020;24(5):627–43. https://doi.org/10.1177/1087054715611869
48. Knouse LE, Teller J, Brooks MA. Meta-analysis of cognitive-behavioral treatments for adult ADHD. J Consult Clin Psychol. 2017;85(7):737–50. https://doi.org/10.1037/ccp0000216

Leitlinien

49. Crunelle CL, van den Brink W, Moggi F et al. International consensus statement on screening, diagnosis and treatment of substance use disorder patients with comorbid ADHD. Eur Addict Res. 2018;24(1):43–51. https://doi.org/10.1159/000487767
50. Kooij JJS et al. Updated European consensus statement on diagnosis and treatment of adult ADHD. Eur Psychiatry. 2019;56:14–34. https://doi.org/10.1016/j.eurpsy.2018.11.001

Ernährung: Blutzucker, Nährstoffe und Keto

51. Derbyshire E, Bharadwaj J. A closer look at the role of nutrition in children and adults with ADHD and neurodivergence. Front Nutr. 2025. https://doi.org/10.3389/fnut.2025.1586925
52. Hemamy M et al. The effect of vitamin D and magnesium supplementation on the mental health status of ADHD children: a randomized controlled trial. BMC Pediatr. 2021;21:178. https://doi.org/10.1186/s12887-021-02631-1
53. Granero R et al. The role of iron and zinc in the treatment of ADHD among children and adolescents: a systematic review of randomized clinical trials. Nutrients. 2021;13:4059. https://doi.org/10.3390/nu13114059
54. Heilskov Rytter MJ et al. Nutrition in the management of ADHD: a review of recent research. Curr Nutr Rep. 2023. https://doi.org/10.1007/s13668-023-00487-8
55. Laasonen M et al. Efficacy and safety of polyunsaturated fatty acids supplementation in the treatment of ADHD in children and adolescents: a systematic review and meta-analysis. Nutrients. 2021;13(4):1226. https://doi.org/10.3390/nu13041226
56. Liu Y, Yang C, Meng Y, Dang Y, Yang L. Ketogenic diet ameliorates attention deficit hyperactivity disorder in rats via regulating gut microbiota. PLoS One. 2023;18(8):e0289133. https://doi.org/10.1371/journal.pone.0289133
57. Hawkins B et al. Exogenous ketone bodies and the ketogenic diet as a treatment option for neurodevelopmental disorders. Front Nutr. 2024. https://doi.org/10.3389/fnut.2024.1485280
58. Smith AL et al. Pilot physical activity intervention reduces severity of ADHD symptoms in young children. J Atten Disord. 2013;17(1):70–82. https://doi.org/10.1177/1087054711417395

So schützen Sie Ihr Kind

Gehirnentwicklung Jugendlicher und früher Drogenkonsum

59. Squeglia LM, Jacobus J, Tapert SF. The influence of substance use on adolescent brain development. Clin EEG Neurosci. 2009;40(1):31–38. https://doi.org/10.1177/155005940904000110
60. Feldstein Ewing SW et al. The effect of alcohol consumption on the adolescent brain: a systematic review of MRI and fMRI studies. Neuroimage Clin. 2014;5:420–37. https://doi.org/10.1016/j.nicl.2014.06.011
61. Winters KC, Lee CY. Likelihood of developing an alcohol and cannabis use disorder during youth: association with recent use and age. Drug Alcohol Depend. 2008;92(1–3):239–47. https://doi.org/10.1016/j.drugalcdep.2007.08.005

ADHS-Kinder und Suchtrisiko

62. Molina BSG, Pelham WE. Childhood predictors of adolescent substance use in a longitudinal study of children with ADHD. J Abnorm Psychol. 2003;112(3):497–507. https://doi.org/10.1037/0021-843X.112.3.497
63. Lee SS et al. Prospective association of childhood ADHD and substance use and abuse/dependence: a meta-analytic review. Clin Psychol Rev. 2011;31(3):328–41. https://doi.org/10.1016/j.cpr.2011.01.006
64. Wilens TE, Faraone SV, Biederman J, Gunawardene S. Does stimulant therapy of ADHD beget later substance abuse? A meta-analytic review. Pediatrics. 2003;111(1):179–85. https://doi.org/10.1542/peds.111.1.179
65. Humphreys KL, Eng T, Lee SS. Stimulant medication and substance use outcomes: a meta-analysis. JAMA Psychiatry. 2013;70(7):740–49. https://doi.org/10.1001/jamapsychiatry.2013.1273
66. Maher BS, Bitsko RH, Claussen AH et al. Systematic review and meta-analysis: relationship between exposure to parental substance use and ADHD in children. Prev Sci. 2024;25(Suppl 2):291–315. https://doi.org/10.1007/s11121-023-01605-2
67. World Health Organization. Guidelines on physical activity, sedentary behaviour and sleep for children under 5 years of age. Geneva: WHO; 2019. www.who.int/publications/i/item/9789241550536

68. van Emmerik-van Oortmerssen K et al. Investigating the efficacy of integrated CBT for adult SUD patients with comorbid ADHD: study protocol of a randomized controlled trial. BMC Psychiatry. 2013;13:132. https://doi.org/10.1186/1471-244X-13-132
69. Levin FR et al. Treatment of methadone-maintained patients with adult ADHD: double-blind comparison of methylphenidate, bupropion and placebo. Drug Alcohol Depend. 2006;81(2):137–48. https://doi.org/10.1016/j.drugalcdep.2005.06.012
70. Konstenius M et al. Methylphenidate for ADHD and drug relapse in criminal offenders with substance dependence: a 24-week randomized placebo-controlled trial. Addiction. 2014;109(3):440–49. https://doi.org/10.1111/add.12369

Allgemeine Literatur

71. Barkley RA (Hrsg.). Attention-Deficit Hyperactivity Disorder: A Handbook for Diagnosis and Treatment. 5. Aufl. New York: Guilford Press; 2022. www.guilford.com/books/Attention-Deficit-Hyperactivity-Disorder/Russell-Barkley/9781462543861
72. Barkley RA, Murphy KR, Fischer M. ADHD in Adults: What the Science Says. New York: Guilford Press; 2008. www.guilford.com/books/ADHD-in-Adults/Barkley-Murphy-Fischer/9781593856847
73. Hallowell EM, Ratey JJ. ADHD 2.0: New Science and Essential Strategies for Thriving with Distraction. New York: Ballantine Books; 2021.
74. Hallowell EM, Ratey JJ. Driven to Distraction. New York: Pantheon Books; 1994. [Deutsch: Zwanghaft zerstreut]
75. Faraone SV et al. The World Federation of ADHD International Consensus Statement: 208 evidence-based conclusions about the disorder. Neurosci Biobehav Rev. 2021;128:789–818. [Frei verfügbar] https://doi.org/10.1016/j.neubiorev.2021.01.022
76. Wilens TE, Hammerness PG. Straight Talk about Psychiatric Medications for Kids. 4. Aufl. New York: Guilford Press; 2016. www.guilford.com/books/Straight-Talk-about-Psychiatric-Medications-for-Kids/Wilens-Hammerness/9781462519859
77. Crunelle CL et al. International consensus statement on screening, diagnosis and treatment of substance use disorder patients with comorbid ADHD. Eur Addict Res. 2018;24(1):43–51. [Frei verfügbar] https://doi.org/10.1159/000487767

78. Khantzian EJ. The self-medication hypothesis of substance use disorders. Harv Rev Psychiatry. 1997;4(5):231–44. https://doi.org/10.3109/10673229709030550
79. Koob GF, Le Moal M. Neurobiology of Addiction. Amsterdam: Elsevier Academic Press; 2006.
80. Koob GF, Volkow ND. Neurobiology of addiction: a neurocircuitry analysis. Lancet Psychiatry. 2016;3(8):760–773. [Frei verfügbar] https://doi.org/10.1016/S2215-0366(16)00104-8

Stichwortverzeichnis